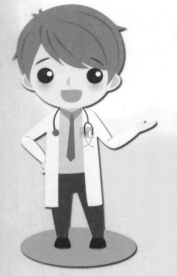

XIAOHUAXITONG
AIZHENG FANGZHI ZHISHI
300 WEN

消化系统癌症防治知识

300问

主　编　李显蓉

四川科学技术出版社

图书在版编目（CIP）数据

消化系统癌症防治知识300问 / 李显蓉主编. —成都：
四川科学技术出版社, 2021.12
　　ISBN 978-7-5727-0401-7

　　Ⅰ. ①消… Ⅱ. ①李… Ⅲ. ①消化系统疾病—癌—防
治—问答 Ⅳ. ①R735-44

　　中国版本图书馆CIP数据核字(2021)第245803号

消化系统癌症防治知识 300 问

主　　编　李显蓉

出 品 人　程佳月
责任编辑　杜　宇
封面设计　众芯源
责任出版　欧晓春
出版发行　四川科学技术出版社
　　　　　成都市槐树街2号　邮政编码 610031
　　　　　官方微博：http://e.weibo.com/sckjcbs
　　　　　官方微信公众号：sckjcbs
　　　　　传真：028-87734039
成品尺寸　170mm×240mm
印　　张　11.75　字数 235 千
印　　刷　四川机投印务有限公司
版　　次　2021年12月第 1 版
印　　次　2021年12月第 1 次印刷
定　　价　48.00元

ISBN 978-7-5727-0401-7

邮购：四川省成都市槐树街2号　邮政编码：610031
电话：028-87734035

▮▮▮本书编委会 ─────────────────────

主　审
邓存良

主　编
李显蓉

副主编
陈　郎　宋美璇

编　委
（排名不分先后）

邓　波　　付文广　　朱世琴　　刘映宏　　许　琴　　杨庆强

吴秀丽　　张玉琴　　陈小英　　陈　轩　　陈静文　　罗良琴

郑思琳　　赵　珊　　徐林霞　　徐　亮　　雷素娟

绘　图
朱春燕　　吴京洪

编者单位
西南医科大学附属医院

近年来，我国恶性肿瘤（癌症）的发病率和死亡率呈逐年上升的趋势，严重威胁着人民群众的身体健康。消化系统作为人体与外界进行物质交换最为重要的部位之一，其癌症的发病率占人体全部癌症的一半以上。在2018年我国癌症死因分析中，前六位死因中有五个都是消化系统的癌症，分别是食管癌、胃癌、肝癌、胰腺癌和结直肠癌。

令人遗憾的是，与高发病率和高死亡率相对应的是目前我国居民消化系统癌症的低筛查率和低早期诊断率。其很大一部分原因是人们对消化系统癌症的认识较为缺乏，健康观念较为薄弱。绝大多数患者就医时发现消化系统癌症已经是中晚期，即便是经过治疗和精心的护理，其五年生存率依然较低。因此，强化人们对消化系统癌症的认识，帮助人们建立正确的消化系统癌症预防认知，促使人们养成有益的健康行为，进而提升消化系统癌症的早期诊断率和早期治疗率，延长消化系统癌症患者的生存时间，改善消化系统癌症患者的生存质量。

本书响应了《国务院关于实施健康中国行动的意见》，为实现《健康中国行动（2019—2030年）》健康知识普及行动的目标，围绕五个常见消化系统癌症的基础知识、发病相关因素、检查、治疗和预防等方面编写了300个老百姓关注和临床上常见的问题，并用通俗易懂的语言进行了详细的解答。除此之外还从日常生活出发，介绍了癌症的实用防治策略。本书在编写过程中注重图文结合，以增加文章的可读性和趣味性。希望读者通过阅读此书，能够对消化系统癌症的基本知识有一定的了解，丰富消化系统癌症防治的相关知识，树立消化系统癌症防治的相关信念，积极参与到消化系统癌症的早诊断、早治疗行动中来。

本书的出版得益于西南医科大学附属医院的领导在编撰过程中给予的大力支持，各位编委以及审稿专家付出的辛苦劳动，在此表示真心的感谢！由于笔者水平有限，编写的时间较为仓促，书中难免有不当或错误之处，恳请广大读者和各位专家批评指正。

编 者
2020年10月

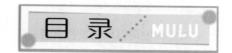

目 录 MULU

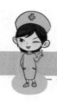

第一章 食管癌

第二章　胃　癌

第三章　肝　癌

第四章　胰腺癌

第四章　胰腺癌

第五章 结直肠癌

第六章　癌症防治策略

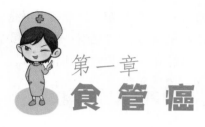

第一章
食管癌

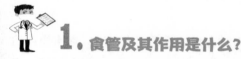

1. 食管及其作用是什么？

食管是个管道一样的器官，在口腔和胃之间，大约长 25 cm。食管虽然是管道状的，但并不是像我们常见的管子一样又圆又直。食管有四个狭窄的地方，第一个在与咽喉连接的地方；第二个和第三个分别位于食管与主动脉弓、食管与左主支气管交叉处；第四个在下段，食管进入腹腔前穿过膈肌的地方。平时有这些狭窄存在，食管处于闭合状态，当吃饭、喝水或者有空气通过时食管狭窄的地方就打开，让食物、水或空气通过。一方面在不吃饭的时候保护食管不受损伤，另一方面还能防止胃内食物再反流到食管。

那么食管到底有什么作用呢？首先，口腔和胃之间有很长的距离，胸部有心脏和肺，没有足够的空间留给胃，那么就需要食管作为通道来输

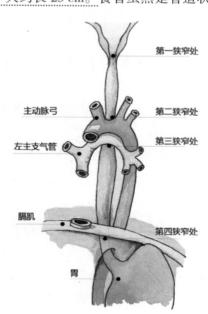

主动脉弓

左主支气管

膈肌

胃

第一狭窄处

第二狭窄处

第三狭窄处

第四狭窄处

送食物。其次，食管持续蠕动，能让水和食物快速通过，且食管较细，还能帮胃筛选食物，避免大块硬质物品被误吞入胃内，影响消化吸收。最后，食管还有一个很重要的功能是防止食物反流，在食管下端有个"高压带"，像闸门一样把食管和胃隔开，一般只允许食物从食管进入胃内，不允许食物再从胃里反流到食管。

2. 食管癌及其发病情况如何?

顾名思义，发生在食管上的癌症就叫食管癌，是世界第六大癌症死亡原因。世界一半以上的食管癌发生在中国。我国以太行山地区、秦岭东部地区、大别山区、四川北部地区、闽南地区、广东潮汕和苏北地区为高发区。

3. 食管癌早期有哪些表现?

早期症状多不典型、易被忽略，常有以下表现:

①咽下哽噎感:最多见，可自行消失和复发，不影响进食，常在情绪波动时出现。

②胸骨后和剑突下疼痛:较多见，咽下食物时有胸骨后或剑突下痛，疼痛像烧灼样、针刺样或牵拉样，在吞咽粗糙、灼热或有刺激性食物的时候明显。疼痛一般在服药治疗几天后可以缓解，进食不当或情绪波动时再次发作，反复发作可长达数月甚至数年。

③食物滞留感和异物感:咽下食物或饮水时，有食物下行缓慢并滞留的感觉，或者胸骨后紧缩感或食物黏附于食管壁等感觉。

④咽喉部干燥和紧缩感:吞咽干燥、粗糙食物时咽喉部干燥和紧缩感明显，常和患者的情绪波动有关。

⑤少数患者可有胸骨后闷胀不适、背痛和嗳气等症状。

4. 食管癌晚期有哪些表现?

①吞咽困难:进行性吞咽困难是绝大多数患者就诊时的主要症状，但却是本病的较晚期表现。因为食管壁富有弹性和扩张能力，只有当约2/3的食管腔被癌肿浸润时，才会出现吞咽困难。

②食物反流：反流量往往不大，内含食物与黏液，也可含血液。反流常常在饱餐后或餐后平卧时发生。

③疼痛：晚期疼痛与早期出现的疼痛不同，大多程度较重且持久，性质为烧灼痛或针刺痛，常在进食时加重。表现为持续性的胸背部疼痛。癌肿造成食管梗阻后，梗阻部位以上食管痉挛，可导致患者胸痛或一过性的胸背部疼痛。有的患者则表现为一过性的胸骨后疼痛，且疼痛可向背部或颈部放射。这种疼痛症状比持续性的胸骨后不适或者上腹部痛更有临床意义，多反映癌肿在食管壁的侵袭已经达到相当严重的程度。一旦癌肿侵及肋间神经、腹膜后神经，患者的胸背部疼痛往往呈持续性与较为剧烈的疼痛，有时难以忍受，影响患者的休息和睡眠。

④体重减轻：体重减轻是食管癌患者的常见症状，约40%的患者有体重减轻，主要与吞咽困难、呕吐及疼痛有关，也与癌症本身引起的消耗有关。如患者有明显的消瘦与全身营养不良，多提示癌症已至晚期，也是恶病质的临床表现之一。

⑤出血或呕血：一部分食管癌患者有呕吐，个别食管癌患者因癌肿侵袭大血管可有呕血，偶有大出血。呕血一般为食管癌晚期患者的临床症状。

⑥恶病质：晚期患者由于吞咽困难与日俱增，造成长期饥饿导致负氮平衡和体重减轻，对食管癌切除术后并发症的发生率和手术死亡率有直接影响。因其经口进食发生困难，都有不同程度的脱水和体液总量减少。患者出现恶病质和明显失水，表现为高度消瘦、乏力、皮肤松弛而干燥，呈衰竭状态，多为患者临终前的表现。

⑦其他症状：主要是当癌肿压迫周围组织引起的，例如：当癌肿压迫喉返神经可致声音嘶哑，压迫气管或支气管可出现气促和干咳等。

5. 食管癌会遗传吗？

食管癌虽然不算遗传性疾病，但是有不少食管癌的发病有家族聚集倾向，也就是，家族中有人患食管癌，他的子女患食管癌的概率比一般人高，但无法区分到底是遗传导致的还是因为共同生活环境导致的，也可能是这二者共同作用导致的结果。

目前对癌症的研究已进入分子生物水平，很多癌症都可以从基因片段中寻找出某些缺陷，而且通过修复基因缺陷治疗癌症已初见曙光。然而人类目前的流行病学状况是：相同的诱因可导致不同的癌症，而同一癌症可表现出不同的基因病变，所以有的食管癌带有遗传性，而有的食管癌却不会遗传。

家中有食管癌患者，后代不一定患食管癌。生活方式和接触环境中的某些致癌物质能够增加人体对食管癌的易感性。对于遗传型家族来说，那些携带有缺损基因的人患食管癌的可能性更大。

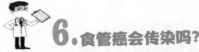

6. 食管癌会传染吗?

这是许多癌症患者的家属担心的问题,其实食管癌不具备传染性,在食管癌形成的过程中,没有细菌、病毒等病原体的参与,不具备传染病发生的必要条件,因此食管癌是不会传染的,不会因为直接接触或间接接触而诱发食管癌。

食管癌的发生可能主要与饮食生活习惯有关,即热、硬、粗、快的不良饮食习惯,使食管黏膜上皮长期受到刺激而损伤,形成慢性炎症,增加了食管黏膜上皮对致癌物的敏感性,长期食用含有致癌物的霉变、腌制等不新鲜的食物后容易发生癌变。积极改变不良的饮食习惯才是保持自身健康的关键。

二、 食管癌的相关因素

7. 食管癌与哪些不良的生活习惯有关?

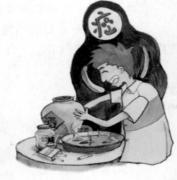

①常食腌制和霉变食物是食管癌发生的重要危险因素。

②吸烟:患食管癌的风险随着吸烟量的增加及烟龄的增长而增加。烟草中的有害物质会造成食管上皮细胞基因的损伤或引发慢性食管炎,最终发展为食管癌。

③饮酒:食管癌的患病概率与饮酒量和酒的烈性程度呈正相关,而且烟酒对于诱发食管癌的作用是1+1＞2的促进作用。

④频繁食用过烫和过于粗糙的食物:长期进食 60℃以上的食物会造成食管被反复烫伤和愈合,形成癌前病变从而诱发食管癌。过于粗糙的食物也会导致食管黏膜不断地损伤,会导致慢性食管炎和食管上皮增生,这些都是食管上皮向恶性病变转化的早期变化。

8. 食管癌与真菌、病毒感染和营养元素的缺乏有关吗?

①食用被真菌污染的食物可能导致食管癌。在我国食管癌高发区的粮食中发现了

黄曲霉等霉菌，这些霉菌能直接产生致癌物，也能还原硝酸盐，增加食管癌的患病风险。近年来有研究发现人乳头瘤病毒感染可能在食管癌的发生发展中发挥着重要作用。因此，保持良好的饮食和生活习惯可以降低食管癌的发病率。

②饮食缺乏动物蛋白、新鲜蔬菜和水果，摄入的维生素 A、维生素 B 和维生素 C 缺乏是食管癌的危险因素。食物、饮水和土壤内的微量元素，如铜、锰、铁、锌含量较低也与食管癌的发生有一定的关系。因此，在我们的饮食中适当补充维生素、微量元素，尤其是硒、胡萝卜素、维生素 E 等，可能会降低食管癌的患病风险。

9. 食管的结构和食管癌的发生有何关系？

食管位于口咽和胃之间，是运送食物的通道，是空腔脏器，其本身没有消化吸收功能。食管的组织结构主要是由富有弹性的平滑肌构成，从内到外分为黏膜层、黏膜下层、固有肌层及浆膜层，通过平滑肌的蠕动收缩将食物送至胃。

食管最里面的黏膜层，由未角化的复层鳞状上皮细胞组成，具有保护作用。食管黏膜较湿润而光滑，黏膜突向食管腔形成 8~10 条纵行皱襞，当食物通过时，皱襞扩张、消失，使食物顺利通过。黏膜层薄而软，直接与食物接触，最容易受到刺激，在受到某些物理或化学损伤后，如过于粗糙、过于热烫或刺激性食物在通过食管时，会擦伤或烫伤食管黏膜上皮，使黏膜上皮发生破损、溃烂、出血等病变，黏膜上皮本身也有增生和修复的功能，很快会将破损部位修复。但是如果这种损害经常发生，不断刺激黏膜上皮，上皮细胞在反复的增生、修复中就会出现一些变异的"异形"细胞，如果任由这些不正常的细胞发展，就会逐渐形成癌细胞，最终形成癌症。

10. 长期反酸会增加食管癌的患癌风险吗？

长期反酸容易导致反流性食管炎，反流的十二指肠内容物和胃液长期刺激食管黏膜后，导致食管黏膜炎性损害。反流性食管炎本身不是癌前病变，但反流性食管炎增加了患食管癌的风险。反酸引发食管下端的复层鳞状上皮被化生的柱状上皮所代替后形成 Barrett 食管。因 Barrett 食管易发生食管癌，故被称为食管癌的癌前病变或癌前状态。而针对反酸病因的早诊断、早治疗能够很好地防止此疾病的发生。

发现 Barrett 食管应进行正规治疗，治疗的目的是缓解症状，使食管化生的柱状上皮逆转为鳞状上皮，降低食管腺癌的发病风险。抗酸药是常用药物，质子泵抑制药可减少胃酸分泌，使 Barrett 食管上皮逆转。除了药物治疗外，还有内镜下治疗或抗反流手术治疗，不同病变阶段的治疗方法也不相同，几种方法可联合应用。目前，内镜治疗和（或）抗反流手术和长期抗酸药治疗仍是治疗 Barrett 食管的有效方法。

11. 食管癌与哪些食管相关疾病有关?

①食管裂孔疝：食管裂孔疝患者罹患食管癌的风险比一般人群高。食管裂孔疝是指除食管以外的腹腔脏器、组织通过扩大的食管裂孔进入胸腔的现象。食管裂孔疝最常见的症状为吞咽困难、胸痛和反流，可通过胸片、CT、上消化道造影等确诊。无症状或症状轻微的患者可继续动态观察，有症状的患者需进一步外科修复治疗。

②贲门失弛缓症：贲门失弛缓症患者发生食管癌的风险比一般人群高。贲门失弛缓症是一种以食管下括约肌松弛障碍和食管体部无蠕动为主要特征的原发性食管动力紊乱性疾病，也被称作巨食管症或贲门痉挛。这类患者由于食管下括约肌不能松弛，食物滞留于食管内，滞留的食物长期刺激食管导致食管黏膜充血、发炎甚至溃疡，时间久后，可发展为食管癌。

12. 肥胖的人是否容易患食管癌?

肥胖的人更容易患食管癌。在我国，肥胖是指体重指数（BMI）≥ 28.0，BMI= 体重（kg）/[身高（m）]^2。肥胖引起的代谢紊乱综合征如高血脂、高血糖、高尿酸血症、炎症免疫异常等会增加患食管癌的风险。另外，肥胖者胃食管反流的概率增高也间接增加了患食管癌的风险。

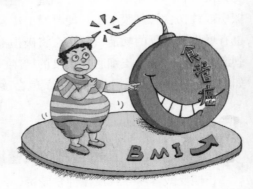

13. 年龄与食管癌的发生有关系吗?

年龄与食管癌的发生有密切的关系。食管癌的发病年龄多在 40 岁以上，以 60~64 岁年龄组发病率最高，其次为 65~69 岁，70 岁以后逐渐降低，35 岁以下的青年人也很少见。

尽管年龄的增长是不可避免的食管癌高发的危险因素，但是我们可以通过积极锻炼身体，养成良好的卫生生活习惯，饮食营养均衡，防治各种慢性病及相关并发症，定期体检，如胃镜、CT、食管钡剂造影等检查，争取早发现、早诊断、早治疗，将食管癌扼杀在"萌芽"之中。

三、食管癌的相关检查

14. 内镜检查对食管癌的诊断有多重要?

食管镜包括金属食管镜、纤维食管镜和电子食管镜，电子食管镜已广泛应用于临床，其性能与胃镜基本相同。当前凡前视或斜视性胃镜，以及目前应用的电子录像内镜、超声内镜也均能检查食管。食管镜适用于:

①吞咽困难者。

②胸骨后或心窝部（心口部）疼痛、咽下不适，以及已排除心血管疾病者。

③上消化道出血原因未明、怀疑食管病变者。

④食管炎、食管上皮细胞增生，特别是重度异型增生需定期复查者。

⑤食管贲门肿瘤经细胞学及X线钡餐造影检查不能肯定诊断，而需做活体组织检查者。

⑥食管黏膜下肿瘤抑或食管壁外压迫的鉴别，以及食管癌浸润的深度是超声食管内镜的适应证。

治愈食管癌的关键是早发现、早治疗，因此年龄在50岁以上、进食后有停滞感或吞咽困难者要及时行内镜检查，内镜下可直接观察到微小病变，同时方便钳取病灶组织进行病理检查。但是以下人群不适合内镜检查:

①全身状况极度虚弱者。

②严重心肺功能障碍者。

③急性呼吸道感染者。

④严重出血性疾病，或近日有呕血、咯血者。

⑤溃疡性食管癌伴有穿孔先兆征象者。

15. 食管癌的筛查方法有哪些，该怎么安排筛查间隔时间?

食管癌主要有以下几种筛查方法:

①X线钡餐造影检查:患者不适合胃镜检查时，可选本方法。但本方法对早期食管癌诊断的准确率最高只有70%。以下情况的患者不能做此检查:当患者出现呕血、便血或黑便等症状时;胃肠道穿孔时;消化道梗阻时;全身状态差、重度腹水、心肺功能衰竭的患者。

②食管拉网脱落细胞学检查:简便安全。不过随着内镜技术的发展和普及，此项检查的应用已逐步减少。

③胸部 CT：对食管中段癌的诊断价值较高，但是对食管颈段和胃食管交界处的食管癌效果欠佳，对早期食管癌的发现价值不高。

④内镜检查：胃镜检查结合活检病理诊断是食管癌诊断最精确的方法，诊断准确率超过 95%。

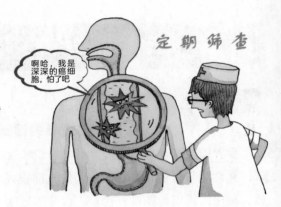

定期筛查

啊哈，我是深深的癌细胞，怕了吧

对内镜下未发现可疑病灶的患者，若无不适症状可每 5 年胃镜随访一次。

有可疑病灶者应行组织病理检查，对病理结果提示轻度异常增生者每 3 年胃镜随访一次；病理结果提示中度异常增生者每 1 年胃镜随访一次；病理结果提示重度异常增生及癌变的患者应该积极地进行临床干预治疗。

16. 常规体检可以早期发现食管癌吗，住院后抽血、留尿、留痰、留大便都是做什么用的？

常规体检不能早期发现食管癌。建议在常规体检项目的基础上，加做上消化道内镜检查和癌胚抗原（CEA）、CA19-9 等肿瘤标志物的检查。

色素内镜：当内镜直视未发现典型病变，但有可疑改变时，可进行局部染色，根据染色差异取活检，能发现早期癌。

超声内镜：能清楚显示出癌变侵犯食管壁的深度和范围，周围器官和淋巴结有无转移，对癌前病变、早期食管癌具有重要的诊断意义。

血常规：血常规是最基本的血液检测，检验血液三种不同的细胞——红细胞、白细胞、血小板。通过观察数量变化及形态分布来判断疾病，是医生诊断病情的常用辅助检查手段之一，如判断身体是否有感染、是否贫血、是否有血液疾病的可能性。

尿常规：尿常规对于某些全身性病变有很重要的参考价值，如糖尿病、血液病、肝胆疾病等的诊断。同时尿液的化验检查还可以反映一些疾病的治疗效果及预后，通过此项检查可以判断相应的病症。

痰培养：痰液是肺泡、支气管和气管所产生的分泌物。正常人痰液很少，只有当呼吸道黏膜和肺泡受刺激时，分泌物增多，可有痰液咳出，痰液中有时易混入唾液和鼻腔分泌物。在病理情况下痰中可出现细菌、肿瘤细胞及血细胞等，因此通过痰液检查可协助某些呼吸道疾病的诊断。

大便常规：大便常规检验可以了解消化道有无细菌、病毒及寄生虫感染，及早发现胃肠炎，还可作为消化道肿瘤的诊断筛查。大便常规化验包括检验粪便中有无红细胞和白细胞、细菌敏感试验、粪便隐血试验以及查虫卵等。大便常规检查对于判断人体健康状况是必要的检查项目。对食管癌患者而言，大便颜色呈黑暗或柏油状可能为食管、胃及十二指肠出血。

17. 如何早期发现食管癌及癌前病变？

据文献报道，早期食管癌术后患者的 5 年生存率在 90% 以上，而中晚期患者不足 20%，因此食管癌越早发现越好。食管癌筛查是发现早期食管癌最有效的手段。建议高危人群从 40 岁开始接受胃镜检查等食管癌筛查；一般人群从 55 岁开始筛查，如果有上消化道不适，可酌情考虑食管癌筛查。当出现以下症状时，一定要及时到医院就诊：

①进食食物哽噎感：这种感觉可自行消失和复发，不影响进食，经常在患者情绪波动时发生，因此常被轻视或忽略。

②食物滞留感和异物感：当咽下食物或饮水时，有食物下行缓慢并滞留的感觉，以及胸骨后紧缩感或食物黏附于食管壁等感觉，进食完后消失，症状发生的部位与病变部位一致。随着病情的发展，这种症状会更加明显。

③胸骨后和剑突下疼痛：咽下食物时有胸骨后或剑突下疼痛感，呈烧灼样、针刺样或牵拉样，当进食粗糙、灼热或刺激性食物时这种感觉更加明显。初期呈间歇性，当侵犯到周围组织或穿透食管黏膜时，就可能表现为剧烈而持续的疼痛。

④咽喉部干燥或紧缩感：在咽下干燥粗糙食物时这种感觉尤其明显，此症状的发生也和患者的情绪波动有关。

18. 什么是食管活检，活检是否会疼痛？

内镜直视下食管病变组织活检是明确食管病变性质、确诊食管癌最可靠的方法。活检全称活体组织检查，是指运用技术手段从活体内取出病变组织，进行病理学检查。目的是为了确定病变性质，确定病变属于炎症、良性肿瘤还是癌症，从而制定治疗方案。简单来说，就是确定是不是癌。

高质量的活检可以提高早期食管癌检出

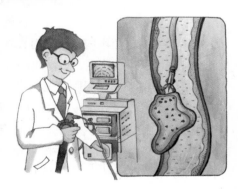

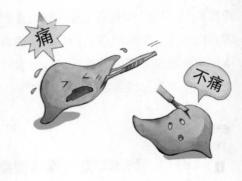

率，特别是第一块组织活检尤为关键，取病灶中央部位，通过改变内镜角度、旋转镜身、吸引等，尽可能压紧取得较深的组织，出血后可冲洗，后于原位定点深挖取材，阳性率较高，然后再对边缘取材，一般取4块组织即可。

对活检阴性的患者必须短期内随访，以免漏诊。组织学检查表明食管癌是多中心性起源，食管黏膜有不同程度癌变，提示内镜医师对小病灶要多点取材活检，以防漏诊。

人体内脏和皮肤的感觉不一样，内脏对牵拉比较敏感，对锐利的切割不敏感，也就是不会感觉到很疼痛，如果实在无法忍受，可采取无痛内镜活检（全身麻醉下内镜取活检）。

19. 病理活检为低级别上皮内瘤变怎么办？

①定期复查：通过定期复查，结合患者的实际情况判断食管病灶是否发生变化，医师再确定是否要进一步治疗。

②内镜下切除：内镜下可以将切下的大块组织送去进一步做病理检查，也可以缓解害怕癌变的患者的心理压力。

20. 什么是超声内镜检查？

超声内镜是一种将内镜和超声相结合的一种消化道内镜检查技术，医生既可以通过内镜直接观察消化道黏膜的病变，并通过活检孔对病变部位进行活检和细胞学检查，又可对病变进行超声扫描，以获得食管管道各层次的组织学特征及周围邻近脏器的超声图像，从而提高了内镜与超声双重诊断水平。对于食管癌的分期，超声内镜有其独特的优势，而且可以提高食管癌的诊断准确性。

在诊断方面，超声内镜可以对食管黏膜下隆起性病变进行检查，以确定病变的来源及范围；还可以对食管良、恶性溃疡进行诊断和鉴别诊断，判定良性溃疡愈合情况、恶性溃疡有无局部浸润、周围有无淋巴结的肿大以及TNM分期；对于以上检查中发现的病变可借助超声波的引导，直接对病变组织进行穿刺，获得活组织后进行病理检测。

在治疗方面，超声内镜下，对超声内镜已经发现的病变进行治疗，是超声内镜检查治疗术中一项突出的技术手段。超声内镜可判断病变侵犯层次，从而评估在内镜下切除的可行性。对一些浅表的消化道病变可在内镜下行套扎、电切等治疗，而减少以往大手术探查造成的损伤。这些新技术具有创伤小、风险小、并发症少、术后恢复快等特点，尤其适合老年、合并多系统病变或无外科手术条件的患者。

21. 食管癌是怎样分期的，确定分期需要做哪些检查？

食管癌根据肿瘤 TNM 分期可以分为 5 期，即 0 期、Ⅰ期、Ⅱ期、Ⅲ期、Ⅳ期。临床上一般分为早、中、晚三期。

早期：相当于 0～Ⅰ期，指癌肿仅限于黏膜和黏膜下层，癌肿 < 3 cm，无淋巴结转移。

中期：相当于Ⅱ～Ⅲ期，指癌肿已经侵犯到肌层和浆膜，有或没有局部淋巴结转移。

晚期：相当于Ⅳ期，指癌肿已经有远处淋巴结或脏器转移，如出现肝、肺转移。

常见的检查包括胃镜检查明确有无病变、超声胃镜检查确定病变的范围、病理活检确定病理性质、CT 或磁共振成像（MRI）确定有无淋巴结及远处转移。

22. 不同分期的食管癌，5 年生存率如何？

不同分期与生存率有关，常用 5 年生存率表述。5 年生存率是指某种癌症经过综合治疗之后，生存 5 年以上的比例。转移和复发大多发生在根治术后 3 年之内，少部分发生在根治术后 5 年之内，多数癌症根治术后 5 年内不复发，再复发的机会就较小了，因此常用 5 年生存率表示各种癌症的疗效。

我国Ⅰ期食管癌的 5 年生存率为 83.3%，Ⅱ期食管癌为 46.3%，Ⅲ期食管癌为 26.4，Ⅳ期食管癌为 6.7%。由于绝大部分食管癌患者发现时已是中晚期，我国食管癌的整体预后较差，因此对食管癌高危人群进行筛查，开展食管癌早诊断、早治疗，是降低食管癌病死率的主要方法。

四、食管癌的治疗

23. 什么是食管癌内镜治疗？

通俗地讲是从口腔插一根软管子到体内，管子里有内镜，可看清楚内部结构，并实施操作。内镜下可以破坏病灶或切除病灶。其中破坏病灶的方法包括氩气刀治疗法、微波法、激光法、局部注射抗癌药物及光动力学法等，主要是通过物理或化学的手段使癌组织凝固变性或坏死以达到治疗目的，但不能保留标本以验证癌灶治疗是否彻底。而切除病灶法可提供标本，术后可验证切除效果。常用的内镜切除的方法包括内镜下黏膜切除术（EMR）、内镜下黏膜剥离术（ESD）等，EMR 适用于小于 2 cm 的病灶，而病灶较大可选择 ESD。

食管癌分为早期食管癌、中期食管癌和晚期食管癌，中、晚期食管癌又叫作进展期食管癌。早期食管癌多数局限于黏膜层或黏膜下浅层且未发生淋巴结转移，对这一类病变可进行内镜治疗。食管内镜治疗具有创伤小，患者术后恢复快（一般 3~4 天即可出院）等优势。

通常在食管内镜切除术后要求患者第 3、6、12 个月各复查一次胃镜，第 6、12 个月时复查胸部 CT，若无残留、复发、转移，之后只需要每年复查一次胃镜和胸部 CT。患者切忌怕麻烦而逃避复查。

24. 食管癌内镜切除术后如何调整饮食？

①术后禁食 24~72 小时，然后饮食由清淡流质开始。清淡流质饮食是指一种呈液体状态、在口腔内能融化为液体、比半流质饮食更易于吞咽和消化的无刺激性食物，如米汤、稀面粉糊、蛋白水、豆浆、牛奶、稀藕粉、鸡蓉汤、骨头汤、清肉汤、清红枣汤、清桂圆汤、菜汁等。

②流质饮食 1~2 天过渡到半流质低纤维软食。半流质饮食是指一种介于软饭与流质之间的饮食，其纤维质含量极少，且含有足够的蛋白质和热量，如大米粥、小米粥、藕粉、瘦嫩猪肉、鸡肉、鱼肉泥、鸡蛋糕、蛋花、乳酪、豆腐脑、豆腐。

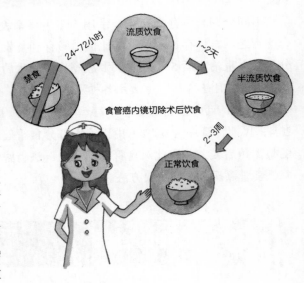

食管癌内镜切除术后饮食

③半流质低纤维软食 2~3 周，如无其他不适，过渡到正常饮食。

④对于有高血压或心律失常的慢性病患者，应该遵循"禁食不禁药"的原则，用少量冷开水吞服相关药物。

⑤少量多餐、坐位进食，禁烟酒、辛辣和刺激食物，饭前饭后饮水、饭后散步，加强营养、观察反应。

25. 食管癌外科切除术治疗的适应证、禁忌证和常见并发症有哪些？

食管癌除了食管内镜治疗外，手术切除是常用手段。手术治疗的适应证：

①确诊为食管癌，中、下段食管癌病变在 5 cm 以下，上段在 3 cm 以下适宜手术。食管病变位于中、上段者病变超过 5 cm，有条件者术前放射治疗（简称放疗）与手术切除综合治疗。下段食管病变虽在 6~7 cm 者也可手术切除。

②身体功能良好，包括心、肺、肝、肾功能等，经过检查评估能够耐受外科手术治疗。

③早期食管癌，影像学显示食管癌范围局限，未侵入邻近重要器官，包括气管、肝、纵隔、心脏等。

④食管癌放疗后复发，病变范围不大且无远处转移，全身情况良好，也可采取手术切除。

⑤食管癌高度梗阻，无明显远处转移，患者周身情况允许，应积极探查，采取姑息切除、减量切除或转流吻合减张手术。

食管癌手术治疗的禁忌证：

①影像学检查示食管癌范围广泛侵及重要器官，如气管、肺、纵隔、大血管或心脏，多不能将癌切除者。

②有远处转移，如锁骨上淋巴结肿大，肺、骨、肝转移者。

③严重心、肺、肾功能不全，不能耐受手术者。

④高度恶病质者。

食管癌手术治疗的常见并发症：

①反流性食管炎。主要表现为每一餐后身体前屈或夜间卧床睡觉时，有酸性液体或食物从胃食管反流至咽部甚至口腔，伴有胸骨后烧灼感或疼痛感、咽下困难等症状。

②功能性胃排空障碍。食管癌切除手术后，常易出现胃的运动功能失常，引起胃排空障碍而导致大量胃内容物潴留。

③吻合口瘘。颈部吻合口瘘对患者生命不造成威胁，经引流多能愈合；胸部吻合口瘘致死率较高。

④肺部并发症。如肺炎、肺不张、肺水肿和急性呼吸窘迫综合征，以肺部感染多见。

⑤乳糜胸。多发生于术后 2~10 天，患者感觉胸闷、气急、心慌。

26.食管癌外科切除术后如何进行饮食管理？

①术后 3 天禁食。

②3 天后肠蠕动恢复后，拔出胃管，第 5 天可以进食无渣流质饮食，主要是以水为主，每次 50 ml，每 2 小时一次。

③第 6 天进流质饮食，以米汤为主，每次 100 ml，每 3 小时一次。

④第 7 天以鸡蛋汤等易消化的食物为主。

⑤7~17 天可以进食肉汤、鸡汤、菜汤、稀饭。

禁止食用辛辣刺激性食物，少量多餐，食物不可过热过硬。具体饮食根据病情可能有所调整。

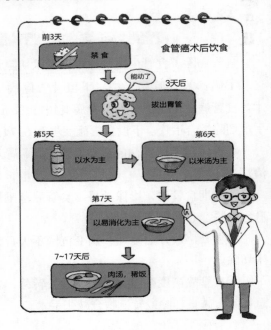

27.食管癌术后患者因为各种情况无法进食怎么办？

①有吞咽困难者，可选用鲤鱼、鲫鱼、河蚌、乌骨鸡等熬汤或者生梨、荔枝、甘蔗榨汁。

②呃逆者，可选用荔枝、柿子、核桃、苹果、萝卜榨汁。

③有泡沫黏液者，可选用橘子、苹果、橄榄、海蜇、薏苡仁、荸荠等榨汁或者炖汤。

④改善胸痛、胸闷者，可选择韭菜、无花果、猕猴桃榨汁或煮熟后切碎食用。

28.食管癌患者哪种情况需要放疗，放疗前需要注意什么？

对于临床分期较晚的食管癌患者，单纯的手术治疗往往不能取得较好的治疗效果，多需要采用手术、放疗、化学药物治疗（简称化疗）相结合的综合治疗模式。最常见的联合方式为手术前同期放化疗联合手术切除。在欧美地区同期放化疗已成为局部非手术治疗食管癌的标准方案。放疗可导致癌细胞被射线杀死，能够使原发灶退缩，与邻近组织结构松解，使与其周围气管的癌性粘连转变为纤维性粘连，易于手术切除而提高手术切除率；术前放疗后癌细胞增殖活性低，癌肿周围小血管及淋巴管闭塞，减少手术后的扩散和淋巴结转移机会，提高远期生存率。对于癌肿外侵明显，与邻近器官有癌性粘连、体积过大、位置偏高、估计手术不能切除或不易彻底切除者建议接受术前放疗。

原则上，颈段和胸部上段的食管癌手术创伤大，并发症发生率高，而放疗的损伤相对较小，放疗的疗效优于手术，应该以放疗为首选。胸下段食管癌易发生胃旁和腹腔淋巴结转移，放疗的疗效差，而手术的疗效较好，应该以手术治疗为首选，尤其是同时侵及食管下段及贲门的病变，更应以手术为宜。胸中段食管癌放疗与手术的疗效相当，应根据具体情况选择放疗、手术或者综合治疗。缩窄型食管癌者、食管完全梗阻者、有出血和穿孔倾向者、有区域淋巴结转移者，手术治疗为首选。食管癌肿明显外侵，估计手术难以切除者，应以放疗或术前放疗加上手术治疗为首选。

放疗前应保证蛋白质的摄入，在放疗前就要增加营养摄入，每日少量多餐，补充蛋白质有利于提高机体免疫力，提高机体放疗后的恢复能力；补充维生素和各种微量元素，食管癌患者平时可以多吃一些维生素 C 含量高的食物，其具有防癌抗癌的功能，而且主要存在于新鲜蔬菜和水果中，而机体所需的 B 族维生素则广泛存在于我们的日常食物当中。

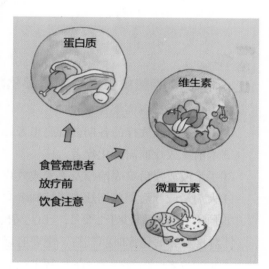

29. 食管癌患者在放疗期间和放疗后需要怎样注意饮食?

①放疗期间一定要进食高蛋白质、高热量、高维生素和易消化食物如瘦肉末、鸡蛋羹、鸡鸭肉、牛奶、豆类、红薯、南瓜、番茄等，禁辛辣刺激食物如酒、辣椒、花椒、胡椒、生姜等，多吃蔬菜、水果。如进食困难，可将蔬菜、水果打成汁进行鼻饲。

②放疗期间注意多饮水，每日饮水量不少于 3 000 ml（6 瓶 500 ml 的矿泉水），大量饮水有助于毒素排泄，减轻全身放疗反应。

③放疗后也要注意膳食均衡，每日需进食富含高热量、优质蛋白和维生素的饮食，多食新鲜绿叶蔬菜。

④根据患者的情况选择恰当的食物种类，当食欲差时，要注意色香味搭配，食欲不振、厌油腻时可予以酸梅汤、山楂汁、小米粥等助消化和开胃的饮食，少食多餐，定时定量。

⑤多吃含有抗癌作用和提高免疫力的食物，如大蒜、香菇、玉米、海带、豆类、枸杞、山药、紫菜、紫葡萄、胡萝卜等。

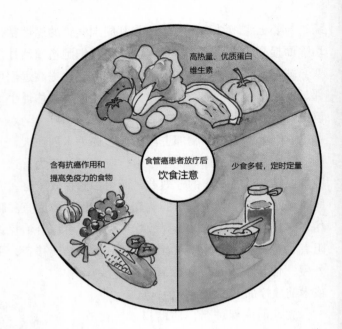

食管癌患者放疗后
饮食注意

高热量、优质蛋白
维生素

含有抗癌作用和
提高免疫力的食物

少食多餐，定时定量

30. 哪些食管癌患者需要化疗？一般需要化疗多长时间？

以下食管癌患者需要化疗：

①不宜手术或放疗的各期食管癌患者。

②术前或放疗前需要化疗者。

③手术或放疗后巩固治疗及手术或放疗后复发患者。

④大剂量放疗后局部病灶未能控制者。

⑤预计生存时间不少于2个月，且心、肝、肾、骨髓功能正常，能进食半流质饮食者。

针对食管癌的化疗时间长短，主要有以下几种情况：

①初治患者，一般化疗4~6个周期，必要时8周后强化治疗。

②术前化疗4个周期。

③术后4周开始化疗4~6个周期，术后病理证实术前化疗方案有效者，仍用原化疗方案，无效者改换方案。

④低分化，癌肿侵及食管壁肌层及食管壁全层或有食管外癌肿转移者，术后化疗4~6个周期，8周后再化疗4个周期。

⑤放疗前化疗2~4个周期，放疗后再酌情化疗4个周期。

31. 食管癌有哪些化疗方法？

①术后辅助化疗：有些患者虽然在"肉眼上"实现了根治性切除，但癌细胞发生

潜在的扩散、转移的风险较高，可能存在目前检查手段不能发现的微小转移病灶，此时需要进行术后辅助化疗，目的是力求清除残余病灶，降低术后复发率。术后辅助化疗的时机既要根据患者的身体状况，也要符合癌细胞的生物学规律，有计划地实施。术后化疗的不良反应是影响化疗计划顺利进行的重要因素，反应过大会抵消本身的疗效，主要不良反应包括胃肠道反应和骨髓抑制，多数患者对不良反应是耐受的，但需要及时发现和处理可能出现的严重不良反应。

②新辅助化疗：与传统的辅助化疗不同，新辅助化疗指的是患者实行根治性手术前进行全身性化疗，目的是通过化疗，实现食管癌降期、消灭全身微小转移灶，并观察癌肿对该化疗方案的反应程度，指导术后治疗，从而延长患者生存期、改善生存质量。主要化疗方案为紫杉醇、氟尿嘧啶联合顺铂或奈达铂的联合化疗方案。

③姑息性化疗：姑息性化疗不以癌肿根治为目的，而是为了使癌肿缩小、稳定，延长患者的生命，提高其生活的质量。如食管癌已经发生远处转移、失去根治性手术的机会或根治术后复发、发生远处转移且患者身体耐受，则推荐行姑息性化疗。姑息性化疗除了全身化疗外，还包括局部胸腹腔内给药治疗癌性积液等。

32. 食管癌常用化疗方案的药物组成怎样？

① PF：氟尿嘧啶 + 顺铂。

② TP：紫杉醇 + 顺铂。

③ DP：多西他赛 + 顺铂。

④ GP：吉西他滨 + 顺铂。

⑤ IC：伊立替康 + 顺铂。

⑥ DC：多西他赛 + 伊立替康。

其中 PF 方案是临床上治疗食管癌的一线化疗方案，应用最为广泛。

33. 食管癌患者在化疗期间的饮食需要注意哪些？

食管癌化疗期间饮食的选择主要考虑食管的通畅情况，不同的情况运用不同的解决办法，积极治疗，不能因为进食困难而放弃进食。但是不要吃生鱼、贝类；不要食用过期或霉变食物，包括霉变豆制品；不要吃烧烤和生食蔬菜沙拉。

①食管轻中度狭窄但能进食者：可以少食多餐，进食流质或软食，食物少渣而富有营养，可将肉蛋类食物打成泥，将蔬菜水果切碎榨汁。化疗期间患者一般食欲较差，注意饮食的色香味搭配，在保证营养的情况下遵循患者的饮食意愿。

②食管中重度狭窄，吞咽困难伴恶心、呕吐等化疗副反应时：可考虑放置鼻胃管或鼻空肠管，通过管道鼻饲营养物质保证营养供给，如有条件，提前放置食管支架也是可以的。

③鼻饲管都无法通过的患者：考虑手术，如胃造瘘术或空肠造瘘术，将营养物质直接送入肠道从而保证营养供应。

④小心处理食物，避免污染。冷热食物分开，吃剩的或者预留的食物应立即放在冰箱里保存。所有生吃的水果、蔬菜应先去皮。草莓之类的很难清洗干净的水果最好不要给患者吃。加工食物或进食之前应洗手，还要洗刀叉、洗菜板等接触食物的东西，特别是处理生肉、鸡鸭和鱼类的时候。

⑤如果患者的饮食口味发生改变，不要惊慌或难过，因为癌症患者的确会出现这种情况。把食物放在方便取送的地方，患者想吃时就随时能吃到，例如把小食品、果汁或蛋糕放在床头等。给予心理支持，不要勉强癌症患者进食。当患者没有食欲时鼓励多喝白水。与癌症患者一起讨论饮食问题，彼此都调整到平和的心态。

34. 中医治疗食管癌有效吗？

中医可以作为食管癌重要的辅助治疗，有助于改善术后并发症，减轻放化疗的不良反应，但不能代替目前常用的手术、化疗、放疗或内镜治疗。

①围手术期的中医中药治疗主要是指食管癌患者准备手术到手术后 1~2 个月的一段时间进行的主要以扶正为原则的治疗，手术前补血养心、疏肝理气，手术后益气养血、健脾益胃的中医中药治疗。这一时期的中医治疗主要是为了促进术后康复，增强体质，为术后辅助治疗创造条件。

②化疗和放疗期间的中医中药治疗主要以补气养血、健脾和胃、滋补肝肾、养阴生津、活血解毒为原则，目的是为了减轻放化疗的不良反应，改善放化疗引起的身体不适症状，增强放化疗的疗效。

③单纯中医中药治疗是指在手术后或放化疗后的疾病稳定期，以及对于不适合或不接受手术、放疗、化疗的患者进行的中医中药治疗，以益气、活血、解毒为主要治疗原则，目的是为了控制癌症，稳定病情，改善症状，提高生存质量，延长生存期。

35. 食管癌患者出院后应该注意哪些问题？

①药物：每日定时定量服药，注意药物副作用。

②饮食：出院后可继续半流质饮食，如藕粉、鸡蛋羹、麦片粥、大米粥、烂糊面等，逐渐由稀变稠。术后 1 个月可以由软食过渡至正常饮食。每天可以进餐 5~8 顿。

进食要细嚼慢咽。应进食易消化食物，荤菜及蔬菜应尽量切碎后食用。禁辛辣和烟酒，其他清淡、新鲜、富于营养、易于消化的都可以吃。坚持每天进食少量干食（馒头、米饭等），防止吻合口狭窄。为了防止食物反流及误吸等并发症，患者应少量多餐。每次进食后不要立即平卧，应以坐起、散步等为宜。夜间睡觉时可将上半身垫高30°，应高枕卧位（2~3个枕头）尽量朝向手术的一侧睡觉。

③锻炼与休息：注意休息，劳逸结合。对病情和治疗期间的不良反应要有正确的认识，要保持乐观开朗、心情舒畅。适当体育锻炼，如散步、打太极拳等，但是锻炼要不引起疲劳为宜。尽量避免去人多的公共场合，避免环境中的致病菌侵害，预防感冒。

④坚持长期随访：手术后的食管癌患者，第1~2年每3个月复查一次，第3~5年每6个月复查一次，此后每年复查一次；根治性术后接受辅助化疗的患者，在治疗结束后的2年内，每3~6个月复查一次，从第3年起可每6~12个月复查一次，第6年起，可每年复查一次；内镜切除术后的患者，要求3个月、6个月、12个月各复查一次内镜，若无复发，此后每年复查一次内镜。具体的随访和复查时间还应结合患者的时间安排和主治医师的建议综合考虑。

36. 食管癌容易扩散和转移到哪些组织和器官？

①食管壁内扩散：简单而言就是癌细胞沿着旁边的上皮表面扩散。

②侵犯相邻器官：如食管上端癌肿可侵入喉部、器官及颈部软组织，甚至侵入甲状腺；食管中段癌肿可侵入支气管、胸导管、肺门等；食管下段癌肿可累及心包。据统计，食管癌受累脏器的频度依次为肺和胸膜、气管和支气管、脊柱、心及心包、主动脉、甲状腺及喉等。食管癌侵犯主动脉，形成食管—主动脉瘘，可引起大出血，致死率极高。

③淋巴结转移：指癌细胞穿过淋巴管壁，脱落后随淋巴液被带到其他部位的淋巴结，并以此为中心生长出同样癌肿的现象。食管癌淋巴结转移的频度依次为纵隔、腹部、气管及气管旁、肺门及支气管旁。

④血行转移：指癌细胞进入血管，随血液转移至较远的部位，形成继发性肿瘤。血行转移多见于晚期患者，预后较差。食管癌常见的血行转移部位依次为肝、肺、骨、肾、肾上腺、胸膜、网膜、胰腺、甲状腺等。

37. 如何保证晚期食管癌患者的生活质量？

提高晚期食管癌患者的生活质量是临终关怀的重要内容。家人的悉心照料和医护人员的关爱能让患者感到温暖，使其重拾信心。除了精神上的抚慰之外，减轻患者的痛苦也是重中之重，由于进食困难和癌症的消耗，很多晚期食管癌的患者会发生恶病质，医疗人员应根据患者的情况，选择合适的营养补充方式，制定合理的营养补充方案保证患者的营养供给。晚期患者由于癌细胞转移到机体的其他部位，导致各种疼痛，制定合理的止痛方案，减轻患者的痛苦也是提高其生活质量的重要手段。

要保证晚期食管癌患者的生活质量，患者自己做出努力也十分重要，对于患者来说，首先要调整心态，配合医生，积极治疗，完成治疗计划。多饮温水，饮淡茶水，保证排泄的需要。在能够进食的情况下，多喝鲜奶，多食易消化、富营养的食物；少食油炸煎炒和刺激性食物。注意休息，适当运动，保持良好的身体状态。

五、食管癌的预防

38. 食管癌可以早期预防吗？

食管癌是可以早期预防的。食管癌的发生和发展是一个由量变到质变的漫长的过程，一般由轻度增生、重度增生发展为癌。此过程在一定条件下也可逆转。针对食管癌发生和发展的特点，采取适当措施，抑制和阻断上皮增生，可以达到预防食管癌的目的。研究认为，蔬菜、水果中含有大量天然抗突变物，维生素 B_2 及其复合物等对食管上皮增生有逆转作用。另一方面，应从病因预防着手。改良土壤，增加植被，改变作物结构。食管癌高发于干旱、植被稀疏、地表裸露地区，水土中缺乏多种微量元素。应通过养草、植树造林增加植被，保持水土，有条件地区改旱地为水田，改变作物结构，做到粗、细粮，粮食、蔬菜多品种搭配，并应推广微量元素肥料，纠正土壤缺钼（一种人和植物必需的微量元素）等微量元素状况。管好用水，防止水源污染。改变不良饮食习惯，减少食物中亚硝酸盐含量，不吃霉变食物等。

《世界公共卫生建议及健康促进活动》向世界推荐的三项行之有效的癌症预防措施分别为：饮食调整、控制烟草、体力活动。最新的研究显示体力活动可以显著降低食管癌、胃癌的发病率。中药可能有一定预防食管癌的作用，但目前各种食管相关疾病都需要密切观察和积极治疗。保健品的成分主要是维生素、矿物质和一些提取物等，里面可能含有一些抗癌成分，但含抗癌成分不代表可以防癌，不要相信"肯定有效""包治百癌"这类宣传，对保健品应当保持谨慎的态度。

39.预防食管癌，我们应该怎么做？

①多吃新鲜蔬菜、水果，不吃发霉、变质食物，不吃放置过久的剩饭、剩菜，不吃或少吃腌制、烧烤类食物，减少致癌物质的摄入。

②吃饭时不要狼吞虎咽，而要细嚼慢咽，使食物与唾液充分混合，形成光滑的食团，食团得到食管分泌的黏液润滑，顺利运送到胃，避免食管受到磨损。

③避免热、烫、刺激性食物损伤食管，因为这类食物容易对食管产生慢性热损伤而致癌。

④不吸烟、不饮酒。烟草中含有多种致癌物，吸烟加饮酒可削弱食管清除酸的能力和降低食管上皮的保护功能，反酸、胃灼热者尤应戒烟、戒酒。

⑤适当补充维生素 C、β-胡萝卜素、维生素 E、维生素 B 和硒复方营养素，可降低食管癌发生的风险。

⑥积极治疗食管疾病，定期体检，尤其有食管癌家族史者更应该定期进行胃镜检查，以便早发现、早诊断、早治疗。

40.什么是食管癌的三级预防？

①一级预防：一级预防的目标是防止食管癌的发生，了解食管癌的病因和危险因素，并采取相应预防措施。换句话说，就是要做到不吸烟，适量饮酒或不饮酒；吃饭时细嚼慢咽，不吃热烫和高盐食物；多吃新鲜粮食、蔬菜和水果，保证肉蛋类食物的适量摄入等。

②二级预防：早发现、早诊断、早治疗。早期食管癌症状有吞咽食物的哽噎感；胸骨后疼痛；下咽时食管内疼痛；食管内有异物感；食物通过缓慢，有滞留感；咽喉部干燥紧缩感；胸骨后有胀痛感。有以上症状者应及时前往医院检查诊治，尽早积极治疗食管癌癌前病变。

③三级预防：又称确诊后的康复性预防，也可认为是预防食管癌的并发症。在这一阶段，即使患了癌症也要积极治疗，进行康复性预防，防止病情恶化，防止残疾。这个阶段的任务是采取多学科综合诊断和选择正确合理的诊疗方案。要抓住治疗的最佳时机，尽量提高食管癌患者的治愈率，延长癌症患者的生命，使其重返社会。

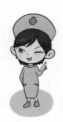

第二章

胃　　癌

一、基础知识

41. 什么是胃？胃的作用是什么？

胃是人体重要的消化器官，形如囊，左大右小，横卧于膈下，上端为贲门，接于食管，下端为幽门，连于小肠。<u>大体上可将胃分为贲门部、胃底、胃体和幽门部。</u>

胃是一个舒缩性极强的脏器，随着充盈程度和体位的改变，胃的形态有所不同。饥饿时胃可缩成管状，进餐后可扩大到原来的1~10倍。由于人的体质、体型不同，以致胃的形态往往不一样。短粗矮胖体型者胃多呈"牛角"形，称为"高度张力胃"；一般强壮体质的人胃呈"丁"字形垂直状，称为"正常张力胃"；瘦长体型者胃多呈钩形，称为"弱力型胃"；更瘦弱的人胃向脐下松垂，降入盆腔，称为"无力型胃"。

胃能够接纳、储藏食物和分泌胃酸；并将食物磨碎，与胃液混合搅拌达到初步消化的作用；还能

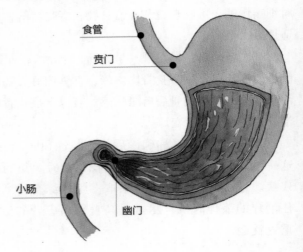

食管

贲门

小肠

幽门

将形成的食糜逐步分次分批地自幽门排出到十二指肠。除此之外，胃还具有分泌胃泌素、胃动素、生长抑素等功能。

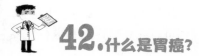

42. 什么是胃癌？

胃癌是起源于胃黏膜上皮的癌症，在我国各种癌症中发病率位居前列，好发年龄在 50 岁以上。早期胃癌多无症状或仅有轻微症状，当临床症状明显时，多已是晚期，因此，需十分警惕胃癌早期症状，避免延误治疗。对其发病率来讲，北方明显高于南方，农村明显高于城市。而男性的发病率与死亡率皆高于女性。由于饮食结构的改变、工作压力增大以及幽门螺杆菌（Hp）的感染等原因，使得胃癌呈现年轻化倾向。

胃癌可发生于胃的任何部位，其中半数以上发生于胃窦部，胃大弯、胃小弯及前后壁均可受累。绝大多数胃癌属于腺癌，早期无明显症状，或出现上腹不适、嗳气等非特异性症状，常与胃炎、胃溃疡等胃慢性疾病症状相似，易被忽略。

43. 胃癌的发病情况如何？

胃癌是全世界最常见的上消化系统癌症之一。2020 年全球癌症统计报告显示，胃癌在全球所有癌症新发病例中排在第 5 位，并且其病死率居全球癌症病死率第 4 位，全世界每年有近 76.8 万人死于胃癌。胃癌发病率也表现出明显的地域差异。超过 50% 的新发病例在发展中国家，高风险地区是以中国和日本为代表的东亚和东欧、南美洲及中美洲；亚洲南部地区、东非和北非、北美洲、新西兰和澳大利亚属于低风险地区。

胃癌已成为我国三大常见及死亡率高的癌症之一（肺癌、结直肠癌）。我国胃癌的发病率西北部最高，东北及内蒙古次之，华东及沿海地区稍次之，中南及西南地区最低，每年约有 39 万人死于胃癌，几乎接近全部癌症的 1/4。且胃癌发病率高、转移率高、死亡率高；更加严峻的是我国胃癌的早诊断率、根治切除率和 5 年生存率都比较低。

44. 胃癌有哪些表现？

早期胃癌患者多数无明显症状，少数人有恶心、呕吐或类似溃疡病的上消化道症状，难以引起足够的重视。随着癌肿的生长，影响胃功能时才出现较为明显的症状，但均缺乏特异性。

进展期胃癌最常见的临床症状是疼痛与体重减轻。患者常有较为明确的上消化道症状，如上腹不适、进食后饱胀，随着病情进展出现上腹疼痛加重，食欲下降、乏力。根据癌肿的部位不同，也有其特殊表现。贲门胃底癌可有胸骨后疼痛和进行性吞咽困难，幽门附近的胃癌有幽门梗阻表现。

当癌肿破坏血管后，可有呕血、黑便等消化道出血症状；如癌肿侵犯胰腺被膜，可出现向腰背部放射的持续性疼痛；如癌肿溃疡穿孔则可引起剧烈疼痛甚至腹膜刺激征象；癌肿出现肝门淋巴结转移或压迫胆总管时，可出现黄疸；远处淋巴结转移时，可在左锁骨上触及肿大的淋巴结。

晚期胃癌患者常可出现贫血、消瘦、营养不良甚至恶病质等表现。

二、胃癌的相关因素

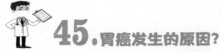

45. 胃癌发生的原因?

①环境与饮食因素：目前认为这是胃癌发生的主要原因，胃癌的形成特别是与饮食有着密切关系，如长期食用熏烤或盐腌食品，食品中亚硝酸盐、真菌毒素、多环芳烃化合物等致癌物含量较高，可导致癌变。

②胃部疾病：胃息肉、胃溃疡、萎缩性胃炎、Hp 感染等伴有不同程度的慢性炎症过程、胃黏膜肠上皮化生或非典型增生，有可能转变为癌。

③不良的饮食习惯：如喜吃烫食、进餐快、进餐不定时都会引起胃黏膜损伤。

④缺失某些微量元素，以及吸烟、饮酒等均为胃癌的致癌因素。

⑤人体抗癌能力：人体抗癌能力（如免疫力等）强，就能抑制胃癌的发生和发展；抗癌能力减弱，就会促进胃癌的发生和发展。

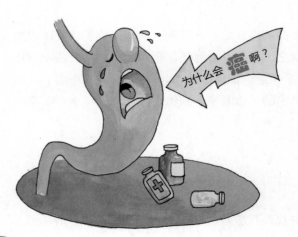

为什么会 癌 啊？

⑥**精神神经因素**：有研究认为精神状况与胃癌的发病有一定关系。受过重大精神创伤或生闷气者胃癌的发病率就相对较高。

⑦**遗传因素**：胃癌有家族聚集性，这种易患性通常表现在具有直接血缘关系的父母子女之间。此外，A 型血的人在一定程度上较其他血型的人更易患胃癌。

46.为什么近年来青壮年胃癌的患病率逐渐升高?

①胃癌的发病者以中老年人为主，但近年来我国胃癌发病却呈明显的年轻化趋势，40 来岁甚至 20 岁、30 岁的胃癌病人明显增多。这些青壮年病人确诊时几乎全为胃癌的晚期。而导致青壮年胃癌病人增多的主要原因与其工作压力大和不良的生活方式有关。

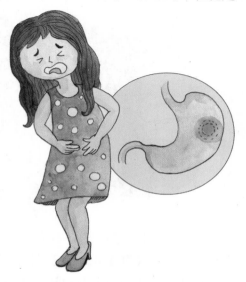

②不良的生活方式主要是指喜欢吃烧、烤、煎、炸、熏制食物，烫食，过热的咖啡、浓茶，三餐不定时，暴饮暴食，吸烟、酗酒，高盐、高糖、高脂膳食，又爱吃泡菜等腌制食品；而新鲜蔬菜、水果、植物纤维等食品摄入过少等。

③经常吃夜宵或晚餐吃得太饱或太晚，都会增加胃的负担。经常聚餐进食过量油腻食物，不仅吃进的热量、脂肪和盐分过多，还由于聚餐常喝较多的酒，有不少人只吃菜不吃饭，有的人爱吃麻辣等刺激性很强的食物，或爱吃麻辣火锅等，这就更加重了对胃黏膜的刺激，增加了罹患胃癌的危险。

47.哪些生活习惯及饮食方式易导致胃癌的发生?

①**高盐饮食**：日常生活中很多人觉得咸一些更有味道，但是长期吃得较咸、味道较重容易引发胃癌。每日摄入食盐超过 10 g 会明显增加胃癌发病率。高浓度的食盐会刺激胃黏膜，破坏胃黏膜屏障，因而具有引起胃炎和促进胃致癌原的作用。同时，高盐及盐渍食物中还含有大量的硝酸盐，在胃内被还原并与食物中的胺相结合形成具有致癌作用的 N– 亚硝基化合物，具有极强的致癌性。

②饮食习惯不良：比如饮食不规律，进食过快，喜食味重、生、烫的食物，长期大量食用腌制、熏制、干海货、隔夜菜等含亚硝酸盐量高的食品；常食霉变食品，新鲜蔬菜、水果进食少。肉和鱼在腌晒的过程中，其中的蛋白质会分解生成氨基酸，其中脯氨酸和精氨酸脱羧以后会形成仲胺，仲胺在一定条件下与亚硝基化剂生成 N- 亚硝基化合物等致癌物质。与胃癌有关的食品见表1。

③吸烟：大量研究表明吸烟是胃癌发生的危险因素，而且吸烟与胃癌发生风险存在剂量相关，也就是吸烟量越大、吸烟时间越长，发生胃癌的风险就越大。烟草的烟雾和焦油中含有多环芳烃、苯并芘、亚硝基化合物、环氧化物、尼古丁等多种致癌物，这些有害物质会随着唾液进入胃，直接刺激胃黏膜，引起黏膜下血管收缩、痉挛，胃黏膜出现缺血、缺氧症状，促进胃炎、胃溃疡的形成，并延缓其愈合，严重经久不愈的胃溃疡也是胃癌的癌前病变之一。其次，进入呼吸道的烟在与呼吸道黏膜直接接触后，其中的有害成分可被吸收入血液，于是对胃内血管造成损伤，引起胃部炎症，增加胃癌发病风险。长期处于吸烟环境中，被动吸入大量二手烟，危害同样很大，因此，非吸烟人士也要注意远离二手烟的危害。

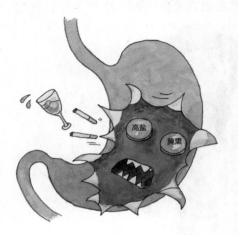

④饮酒：饮酒是胃癌发病的一个危险因素，胃癌的发病与饮酒所含的酒精含量明显相关，大量饮酒可引起胃癌。饮酒后酒精可以直接作用于消化道，损伤胃黏膜屏障。酒精在体内可代谢成乙醛，乙醛是国际癌症研究机构划定的致癌物。酒精可以损害胃黏膜导致易感染 Hp，重度饮酒的中国人群有高 Hp 感染率。Hp 感染是重要的胃癌风险因素，可引起一系列病理变化导致胃癌。

表1　与胃癌有关的食品	
序号	与胃癌有关的食品
1	烧烤类食品
2	腌制类食品
3	加工肉类食品（肉干、肉松和香肠等）
4	饼干类食品（不含低温烘烤和全麦饼干）

续表

序号	与胃癌有关的食品
5	方便类食品（主要指方便面和膨化食品）
6	油炸类食品
7	碳酸饮料
8	罐头类食品（包括鱼肉类和水果类）
9	冷冻甜品类食品（冰淇淋、冰棒和各种雪糕）
10	果脯类食品（话梅、蜜饯）

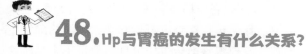

48. Hp与胃癌的发生有什么关系？

Hp，因其呈杆状、螺旋形而得名。在全球，自然人群的 Hp 感染率超过 50%，我国 Hp 平均感染率约为 55%。研究发现，Hp 还可以激活人体的自身免疫系统，导致机体对胃黏膜的攻击，引起慢性活动性胃炎的发作，并且与消化性溃疡甚至胃癌的发生紧密相关。早在 1994 年，世界卫生组织（WHO）已经将 Hp 列为 I 类致癌因子（I 类致癌因子指对人类为确定致癌物，建议人们应尽量避免接触）。因此，根治 Hp 感染可以明显阻止癌前病变的发展，可以降低胃癌的发生率。

49. 人们是怎么感染上Hp的呢？

大多数情况下，首次 Hp 感染一般都发生在婴幼儿或儿童时期（多在 10 岁以前），成人之后的感染相对少见。主要的传染源可能来自家庭成员，如父母、兄弟和姐妹等。

Hp 主要通过口—口、胃—口和粪—口途径传播。口—口和胃—口传播主要是跟随胃上皮细胞脱落的 Hp 在胃液中存活，通过胃食管反流可进入口腔，滞留在牙菌斑中，通过唾液再传播给他人。粪—口途径传播主要是 Hp 通过胃肠道从粪便排出，污染食物和水源造成的传播。

在我国的饮食文化中，很多人聚餐都不习惯使用公筷、公勺，在家庭内采用分餐制或使用公筷和公勺对于很多家庭是很难做到的，便成了潜在的感染因素。在家庭生活中，特别是有小孩的家庭中，鼓励使用公筷和公勺，家人间也要注意避免互相夹菜，更不要把食物嚼了或咬下来再喂孩子。Hp 不耐热，经过高温消毒就可以把它杀死，因此我们在烹饪饭菜的时候一定要煮熟之后再食用，也可以洗碗时将碗筷放在锅里用开水煮一会儿。

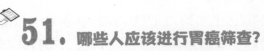

50. 胃息肉和胃癌有什么关系？胃息肉需要治疗吗？

胃息肉可单发或多发，一般分成非肿瘤性息肉（包括增生性息肉、错构瘤性息肉、炎性息肉和异位性息肉等）和肿瘤性息肉（包括管状腺瘤和乳头状腺瘤）两大类。其中非肿瘤性息肉占70%以上，大多是炎性黏膜增生形成的息肉样物。其中，炎性息肉无恶变倾向，错构瘤性和异位性息肉很少发生癌变，但增生性息肉长大后可发生局部异型增生（腺瘤性变），有可能发生恶变。肿瘤性息肉，特别是瘤体直径大于2 cm、绒毛状腺瘤、异型增生Ⅲ度者有很高的恶变倾向。虽然胃息肉不是胃癌，但是有些胃息肉有恶变的可能。因此，存在胃息肉的患者应提高警惕，尽早接受治疗。

目前胃息肉的治疗方法主要是内镜下治疗，包括高频电凝切除法、微波灼除法、尼龙丝及橡皮圈结扎法、氩离子凝固术等。发现胃息肉后，如果息肉数量不多且排除禁忌证后，应首先于内镜下切除，并将切除组织送病理学检查，如果病理学检查结果提示为腺瘤性息肉伴异型增生、可疑癌变和癌变者，则需手术治疗。如果息肉直径大于2 cm，可行超声内镜明确有无侵袭性，如有阳性发现亦需手术治疗。腺瘤性息肉患者需要长期随访，定期复查胃镜，明确有无复发。

三、胃癌的相关检查

51. 哪些人应该进行胃癌筛查？

中华医学会消化内镜学分会等制定的《中国早期胃癌筛查及内镜诊治共识意见》建议将符合以下第1条和2~6中任一条者作为筛查对象。

①年龄在40岁以上的人群，男女不限。胃癌的发病率随年龄的增长而升高，40岁以下人群发病率较低。

②胃癌高发地区人群。我国胃癌地区分布广泛，以西北地区和东南沿海地区较为集中，多地散在典型高发区，地区差异明显。

③Hp感染者。Hp感染是胃癌最重要的危险因素。目前，关于Hp的致癌机制有三种假说：一是Hp引起炎症反应，这是长期慢性炎症刺激的结果；二是炎症过程中的中介产物，如氧自由基对DNA造成损伤从而促进胃癌发生；三是类似病毒的致癌原

理，即 Hp 的 DNA 片段整合入宿主的胃黏膜细胞表面而引起细胞癌变。更多的研究人员表示支持第一种假说。

④既往患有慢性萎缩性胃炎、胃溃疡、胃息肉、术后残胃等胃癌前疾病者。

⑤胃癌患者的一级亲属。有文献报道，约 10% 的胃癌表现为家族聚集性，胃癌患者亲属胃癌发病率较无胃癌家族史者高 4 倍。

⑥存在胃癌其他高危因素。如高盐、腌制饮食，吸烟、重度饮酒等。

52. 哪些检查方法可以用作早期胃癌筛查？

①高危人群或出现需要警惕的症状者应及时或定期做钡餐及胃镜检测。

②最可靠的诊断方法是胃镜加黏膜活检，联合应用两者诊断胃癌的敏感性、特异性及准确性都非常高。

③气钡双重造影、低张造影术等可通过对胃的形态、黏膜变化、蠕动情况及排空时间的观察确立诊断，痛苦较小。

④持续性大便隐血阳性对胃癌的诊断有参考价值，可以为发现胃癌提供线索。

⑤胃癌具有肿瘤相关性抗原，可通过 CEA 测定。

⑥低血清胃蛋白酶原反应胃萎缩程度，可作为检测胃癌高危人群的标志物。

目前临床上胃癌主要的筛查手段是血清学检测、Hp 检测和胃镜检查。通过抽血检测血清胃蛋白酶原和促胃液素 –17 评估是否存在萎缩性胃炎，通过呼吸试验检测是否有 Hp 感染。若以上两项均为阴性，可每年复查一次上述项目。若 Hp 阳性，不管是否存在萎缩性胃炎均先予以根除 Hp 治疗，此后无萎缩性胃炎者每 3 年查一次胃镜，有萎缩性胃炎者每 2 年查一次胃镜。对于 Hp 阴性而存在萎缩性胃炎者则需每年查一次胃镜。

胃癌高危人群也可以直接选择胃镜检查，此后按以上情况定期复查胃镜。有遗传性胃肠道疾病如 Lynch 综合征（遗传性非息肉病性结直肠癌）、家族性腺瘤性息肉病的患者应该在 25~30 岁开始，每 1~2 年行胃镜复查，同时还应进行肠镜检查，以免病变遗漏。

53. 如何早期诊断胃癌？

①重视信号：胃癌在早期出现一些信号，往往不被人们重视，而易误诊。其早期信号主要有上腹部不适、心窝部隐痛，服止痛、止酸药物不能缓解，进食就胃痛，食后有饱胀感、食欲不佳、持续消化不良、恶心、嗳气、反酸、呕吐、体重减轻、大便呈黑色等。若有这些症状，不可忽视，应及时去医院做进一步检查。

②注意鉴别：要注意胃癌与胃溃疡的鉴别，因它们在临床表现上有很多相似，极易造成误诊。首先是年龄，溃疡多见于青壮年，多数病人有上腹痛，呈周期性发作。每次疼痛持续几天、几周甚至几个月，缓解后又再次发作。胃癌早期一般无明显不适，多见于40岁以上的中老年人。一旦出现上腹痛，病情便加重，发展快。其次是食欲，胃溃疡病人一般食欲尚可，对药物治疗有效，很少发生贫血，全身淋巴结不肿大；胃癌病人食欲差，进行性消瘦，多有贫血。最后是疼痛，胃溃疡疼痛多与饮食密切相关，即饭后半小时开始持续几个小时，有烧灼感，以后逐渐消失，直到下次吃饭后再疼，服碱性药物可缓解。胃癌疼痛不规律，与进食无关，进食后可加重，也可减轻；疼痛性质不定，可钝痛或剧痛，常有饱胀感，服碱性药物不能缓解。

③易患人群：胃癌的高危人群是40岁以上、家族中有患胃癌或其他消化系统癌症的病人；既往有胃病史，尤其是慢性胃炎、胃切除10年以上、胃息肉或萎缩性胃炎者；Hp感染者；不明原因呕血样咖啡色物或柏油样大便，体重下降的人；原来反酸烧心，现在症状突然消失者。这些高危人群要特别注意，要定期到医院做全面检查，以做到早期发现。CT仿真胃镜、超声内镜和纤维胃镜等均可诊断早期胃癌。

54. 哪些肿瘤标志物和胃癌关系密切?

① CEA：是一种糖蛋白，存在于胚胎胃肠黏膜的上皮细胞和一些癌细胞的表面。有研究报道大约有一半胃癌患者血清CEA水平高于正常值。但CEA升高也可见于结直肠癌、胰腺癌、乳腺癌、肺癌、甲状腺髓样癌及某些非癌疾病。

② CA19-9：是一种高分子量糖蛋白，不具有器官特异性，在多种器官的腺癌中都可能升高，如胰腺癌、胃癌、结直肠癌及肝癌、胆管癌等。与CEA联合检测时阳性率较高。

③ CA72-4：是目前诊断胃癌的最佳肿瘤标志物之一，对胃癌有较好的特异性，与CA19-9及CEA联合应用可以检测出70%左右的胃癌。在其他胃肠道癌、乳腺癌和卵巢癌中也会不同程度地被检出。

④ CA50：与CA19-9类似，可用于检测进展期的胃癌、结直肠癌、胰腺癌和胆囊癌，但特异性较CA19-9差，可作为萎缩性胃炎的诊断指标之一。

医生建议：检测出肿瘤标志物升高时，不要惊慌也不要无视，应当选择复查。如果复查后肿瘤标志物正常，往往提示是由非癌症因素引起的，如果复查确认了肿瘤标志物异常，应及时到肿瘤专科就诊，请医生帮助诊治，尽早发现可能存在的良性或恶性疾病。如果全面检查后未发现明显的异常，应该每2~3个月复查肿瘤标志物，根据肿瘤标志物的检查结果，决定何时重复进行各项检查。常见肿瘤的相关肿瘤标志物见表2。

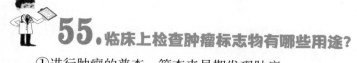

55. 临床上检查肿瘤标志物有哪些用途？

①进行肿瘤的普查、筛查来早期发现肿瘤。

②肿瘤的诊断、鉴别诊断与分期。

③肿瘤患者的预后判断。

④肿瘤患者手术、化疗和放疗疗效的监测。

⑤肿瘤病情复发的参考指标。

⑥帮助寻找转移性肿瘤可能的原发灶。

表2　常见肿瘤的相关肿瘤标志物

肺癌	乳腺癌	结直肠癌	胃癌	胰腺癌
CEA	CEA	CEA	CEA	CA19-9
SCC	CA15-3	CA19-9	AFP	CEA
CYFRA	P53抗体	P53抗体	CA19-9	DUPAN-2
NSE		CA72-4	CA72-4	
Pro GRP				
SLX				
CA19-9				

56. 为什么要做胃镜检查，胃镜检查前应该注意什么？

目前临床上使用的胃镜检查多为电子胃镜，电子胃镜的主要组成部分是一条纤细又柔软的管子，它是由黑色塑胶包裹的光导纤维，最前端装有可视镜，可以将食管、胃及十二指肠内的真实情况显示在电视屏幕上，便于医生观察。

通过胃镜检查发现可疑病变时，医生可通过胃镜的钳道钳取组织标本送到病理科检验，根据病理学检查结果明确诊断，这就是怀疑胃癌时要做胃镜检查的原因。甚至一些非常早期的胃癌可以在胃镜下直接治疗，使患者免于外科手术治疗的痛苦。

<u>胃镜检查前应注意以下几点：</u>

①胃镜检查前日晚餐最好进食易消化、低纤维的食物。检查前需禁食、禁水8小时，重症及体质虚弱禁食后体力难以支持者，检查前应静脉注射高渗葡萄糖溶液。

②华法林、阿司匹林等抗凝药物需停用一周，胃镜检查后需征得医生同意方可继续服用。降压药或冠心病用药可在早上 7 点前照常服用（尽量少喝水）。降糖药暂时不吃，因为是空腹检查，避免低血糖，等进食后再服用。

③检查前一日禁止吸烟，以免检查时因咳嗽影响插管，禁烟还可以减少胃酸分泌，便于医生观察。

57. 什么是无痛胃镜检查?

无痛胃镜检查就是在进行胃镜检查前，先由麻醉师给患者注射一定剂量的短效麻醉剂，使患者迅速进入睡眠状态，然后进行胃镜检查，在检查过程中患者不会感觉到痛苦，检查结束后一般可迅速苏醒。

不过以下人群不适合无痛胃镜检查：

①不适合进行普通胃镜检查的患者。

②患有严重心、肺疾病，如未控制的严重高血压、严重心律失常、不稳定型心绞痛、急性呼吸道感染、哮喘发作期等患者。

③严重消化系统疾病，如肝功能衰竭、急性上消化道出血伴休克、严重贫血、胃肠道梗阻伴有胃内容物潴留患者。

④没有亲属陪同的患者。

⑤患者年龄太大（超过 70 岁）或太小（小于 18 岁）。

58. 普通胃镜检查的过程是怎样的?

①进入胃镜检查室后，在检查前 10 分钟将麻醉剂全部倒入口内，使其在咽喉部停留 1~2 分钟，然后缓缓咽下。很快就会觉得舌头和咽喉部有麻木感。这样做的目的是为了减轻进镜时对咽喉造成的不适感，利于检查的完成。

②检查前取下口中的单个假牙，然后按照医生要求，左侧位躺在床上，咬着圆口胃镜咬嘴，胃镜从中间圆孔穿过，经过咽喉时，医生会提示做吞咽动作，引导胃镜进入食管。

③入镜后不能用牙齿咬镜，以防咬破镜身的塑料管，身体和头部不能转动，以防损坏镜子并伤害内脏。侵入性操作多少会有些不适，检查时应尽可能平静，用鼻子吸气，口呼气，检查中做轻微吞咽动作，可以减少呕吐感，听医生指令尽可能配合。

④一般 10 分钟左右可结束操作。操作过程中，尽量避免剧烈的呕吐动作，如果实

在受不了，可以用手势示意医生停止。

⑤胃镜检查后 2 小时左右可以少量进食，检查结束当日以吃温凉的牛奶、粥、面条为宜。如没有明显症状，次日基本可以恢复以往饮食。

四、胃癌的治疗

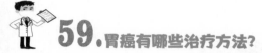

59. 胃癌有哪些治疗方法?

①**根治性手术**：对于早期胃癌可采取根治性手术，把胃的原发病灶彻底地清除，包括它周围的网膜组织和区域淋巴结要彻底地清扫，早期胃癌的 5 年生存率在 90% 以上。有时胃周围器官受侵犯但是仍有根治的机会时，可以采取联合肝左叶、横结肠、胰体尾部及脾脏切除术。随着外科学、麻醉学和围手术期护理技术的提高，不仅根治性手术的安全性得到了提高，其应用的适应证也扩大了。

②*姑息性手术与短路手术*：可以采取针对性切除，比如说把原发癌肿切除，然后再来解决其他的一些梗阻问题，或者是把癌症引起的出血先控制，那么这种手术一般叫姑息性切除手术，或者叫减瘤性切除手术。对于最不想发生的，已不可能手术切除的伴有幽门梗阻的病例，行胃空肠吻合术可缓解梗阻。还有一些患者，因为无法进食，癌肿也无法切掉，但因为他梗阻了，为了解除他吃饭的问题，我们做一个短路手术，让患者能够进食，这样能够提高他的生活质量。

③*微创切除手术*：近年来随着内镜医学的发展，许多医院都开展了早期胃癌的胃镜下黏膜切除术，此手术具有创伤小、恢复快、费用低、患者满意度高等优点。尤其是对于高分化、隆起型直径 < 20 mm 和凹陷性直径 < 10 mm 的早期胃癌，胃镜切除术的治疗效果和传统的外科手术切除无差异，但在患者术后疼痛、住院时间、治疗费用等方面优于传统外科手术治疗。部分有条件的医院也有开展腹腔镜下的胃楔形切除术、胃部分切除术甚至全胃切除术。

④*放化疗*：对于一些病变比较晚的，或者是有一些患者因为癌肿侵犯到其他的器官，手术无法切除，但是这些病人没有远处转移，可以采取术前的放疗加化疗，使癌肿能够缩小，使这个原来不可切除的癌肿转化成可以切除。手术以后，部分患者需要结合放化疗，如淋巴结转移的患者，需要注意的是，残余的淋巴结当中，可能还会存在一些癌细胞，所以，希望通过术后的辅助性放化疗来杀灭残存的微小的癌细胞。

60. 胃癌有哪几种手术方式？

①开腹手术：这也是老百姓最熟悉、最为传统的手术，即需要在腹部做 10~30 cm 的切口。切开后，医生在直视腹腔状况下直接对病灶进行切除。这类手术优点在于直视下手术视野清楚，操作方便。不足就是手术创伤性较大。目前，开腹切除仍是胃癌最主要的手术方法，分为开腹胃癌姑息性切除术和开腹胃癌根治性切除术。

②腹腔镜下胃癌切除术：是一种新发展起来的微创方法，该方法一般是在患者腹部做 2~4 个 1 cm 的小切口，从切口处各插入一个管道状的工作通道，一切操作均通过这几个管道在电视监视下实行，可以完成与开放手术同样的步骤，达到同样的手术效果。根据病情的不同，手术可分为腹腔镜下胃癌姑息性切除术和腹腔镜下胃癌根治术。

③内镜下切除术：是在内镜引导下实施手术。可分为 EMR 和 ESD。这类手术一般用于胃癌病灶浸润较浅，如原位癌或胃癌没有累及胃壁的黏膜下层。内镜下切除术创伤小、恢复快、患者耐受性好，在早期胃癌中疗效好。

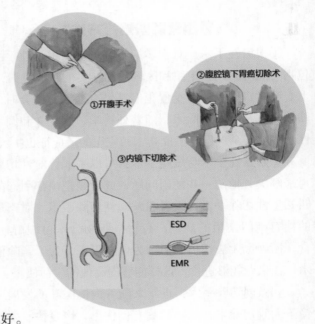

①开腹手术
②腹腔镜下胃癌切除术
③内镜下切除术
ESD
EMR

61. 胃癌术后会复发和发生转移吗？

胃癌和其他癌症一样，术后仍然存在复发与转移的可能。胃癌主要通过以下方式发生转移：

①直接浸润：胃癌细胞向纵深浸润可以突破浆膜，可直接侵犯相邻器官和组织，以大网膜、肝、胰、横结肠为常见，其次为空肠、膈肌以至腹壁。直接蔓延关系到手术方式及能否根治性切除，一般蔓延到邻近脏器，如肝等范围较小而局限时可手术切除，范围较大时手术难以全部切除。

②淋巴转移：是胃癌的主要转移途径，可能在早期发生。随着癌肿增长，侵犯胃壁愈深愈广，转移的机会就愈多。除了向胃周围淋巴结转移，还可能跳跃式地转移到远处左锁骨上淋巴结、脐周和腋下淋巴结。

③腹膜转移：当癌肿穿透浆膜后癌细胞脱落，可以种植在腹膜或其他脏器表面的被膜上，甚至广泛播散导致血性腹水。当癌细胞转移至卵巢时被称为库肯伯格（Krukenberg）瘤。发生种植性转移的病人均为晚期，治疗上难度较大，常给予腹腔内注入化疗药物，但由于广泛转移，往往不能治愈，只能够延长生命。

④血行转移：部分病人可发生胃癌细胞或癌栓经血液循环至全身其他器官。中晚期的胃癌细胞常侵犯和破坏局部血管，癌细胞脱落发生血性转移，以肝脏和肺最为常见，其次易转移到胰腺和肾上腺。这时除治疗原发病灶外，还需治疗转移病灶。

62. 胃癌转移后还能手术吗？

①当胃癌发生局部淋巴引流区域的转移、对邻近组织的小范围侵犯，这两种情况在符合一定条件时可能存在手术机会。一旦发生远处转移，如肝、肺、脑等重要脏器及骨转移或盆腔种植等，除非是为了解除梗阻或出血等需要姑息手术，否则行手术治疗意义较小。

②对于胃壁侵犯已超过肌层、出现明显的局部区域淋巴结（如胃周淋巴结、小网膜囊淋巴结）转移、预计手术存在困难、肿块侵及的范围导致难以留有安全切缘的患者，如果暂未出现远处转移，则手术治疗仍是保证疗效的首要选择。可以考虑先行术前新辅助化疗，一部分患者通过新辅助化疗可以使肿块缩小，减少与周围结构的粘连和侵犯，这样可提高手术切除率，同时达到降低术后复发和转移风险，减少术中播散、消除潜在微转移灶的目的。

③对于胃癌肝转移可根据肝转移灶的大小、多少及部位，酌情对孤立转移病灶考虑手术切除，对多个转移病灶考虑化疗、射频或介入等综合治疗，可以提高患者生活质量，延长生存时间。

63. 哪些是决定胃癌复发的因素？

①病理分化类型越差复发率越高。

②机体免疫力低复发率高。

③手术、化疗不彻底复发率高。

④生物学特性：通常指胃癌的恶性程度，患者胃癌的恶性程度越高复发率越高。

64. 胃部手术患者出院后如何随访（复查）?

胃部手术有两种情况：一种情况是良性胃疾病，如胃大出血、胃溃疡、十二指肠疾病等行胃大部切除术；另一种情况是胃癌手术切除。胃癌患者手术后大多较注意复查，但胃良性病变患者手术后复查多不被重视。已经证实胃手术后残胃癌的发生率为3%左右。由于胃手术后，其形态及结构有许多变化，所以怎样复查和选择什么方法复查，关系到能否及时发现胃癌。

胃癌术后：希望患者能够在手术以后，或者在医院治疗以后，做一个永久性的随访。随访的频率一般是这样的：针对早期胃癌，在3年之内每半年复查一次，3年以后可以每年复查一次；对于一些进展期的胃癌，或者是中晚期胃癌在2年之内，每3个月复查一次，2~5年每半年复查一次，5年以后，每年复查一次。宜选择胃镜作为复查的首选方法，因为术后复发可能性最大的是手术吻合口残留胃癌，尤其是复发早期，其他方法难以发现。其次是选择钡餐检查。另外，还需要注意肺、脑、肝等脏器有无转移，因此腹部B超、胸部X线片等检查也是必要的。

良性胃疾病术后：一般在术后5年以上可发生残胃癌，多数残胃癌发生在术后20年左右。术后5年以内可首选钡餐检查，5年后最好选用胃镜复查，以有利于早期发现残胃癌。胃镜复查时最好在吻合口行活检，防止微小的早期残胃癌漏诊。复查以每年检查1次为好，有不适时可及时检查。

65. 什么是化疗，胃癌化疗常用哪些药物?

化疗就是化学药物治疗，与外科手术治疗、放疗一起并称为癌症治疗的三大手段。手术和放疗属于局部治疗，只对局部癌肿治疗有效，对于潜在的转移病灶和已经发生临床转移的癌症，这两种手段就难以发挥有效治疗了。化疗是一种全身性治疗的手段，利用化疗药物可能会对细胞生长、增殖过程中的某些环节有抑制作用，通过不同的途径给药（口服、静脉和体腔给药等），使得化疗药物随着血液循环遍布全身的绝大部分器官和组织，从而达到杀伤癌细胞的作用。

胃癌患者常用的化疗药物有以下几类：

①紫杉醇类：是一种新型的抗微管药物，通过促进细胞的微管蛋白聚合，保持微管蛋白稳定，抑制细胞有丝分裂。其副作用最需要重视的表现为过敏反应，轻者为面色潮红、呼吸较快，重者可能出现过敏性休克，所以用药前强调抗过敏预处理。

②氟尿嘧啶类：临床上常见的种类有口服的替吉奥胶囊、卡培他滨以及静脉给药

的 5- 氟尿嘧啶等。主要是通过阻碍细胞的代谢过程，干扰癌细胞 DNA 合成，导致癌细胞功能丧失和死亡，从而抑制癌肿生长。其主要副作用为骨髓抑制引起白细胞、血小板减少，还可出现食欲下降、恶心、呕吐和腹泻等胃肠道反应。

③铂类：铂类主要通过与体内的 DNA 形成交叉链，从而干扰 DNA 的正常复制合成，进而影响细胞的增殖来杀伤癌细胞。主要包括顺铂、奥沙利铂。顺铂主要的副作用是肾脏毒性、听神经毒性、消化道反应以及骨髓抑制。而奥沙利铂的副作用主要是与用药剂量成相关性的外周神经毒性和消化道反应。

66. 怎样评估患者能否接受化疗？

化疗是一把"双刃剑"，它在杀伤癌细胞的同时，也会对人体正常细胞产生伤害，所以化疗前需要详细评估患者各方面的情况，综合考虑患者是否能接受化疗。

①患者的营养、体质状况。

②患者的年龄、既往病史。

③患者的脏器功能，包括心、肺、肝、肾等脏器的功能评估。

④患者的骨髓造血功能，白细胞、血小板等指标。

⑤患者的心理因素，包括对疾病、治疗的承受能力及治疗的意愿等。

67. 老年胃癌患者有什么特点，化疗需要注意什么？

老年胃癌患者是指 60 岁以上的胃癌患者，约占所有胃癌患者的 40%。这类患者的病变部位不典型，症状也不典型，而且常患有多脏器疾病，症状体征交错而容易漏诊，其特点如下：

①老年人胃癌常缺乏慢性胃病史。由于无胃病史，老年人常忽视胃癌的防治。在有萎缩性胃炎或胃溃疡病史的老年人中，又有相当部分因年老体弱不遵医嘱定期复查。

②老年人易患多脏器的慢性病，而且经常服用多种药物，有的药物对胃有一定的刺激作用，引起不同程度的消化道症状，因而容易掩盖或混淆胃癌的早期表现。

③老年人胃癌多为高位胃癌，早期症状不典型。可以有不规则上腹隐痛或原有疼痛规律发生改变，也可有吞咽梗塞感、腹胀、食欲减退、呕吐、腹泻，大部分有体重减轻，常并发胃出血，表现为黑便或呕血。

④老年人由于生理因素或其他疾病，往往使胃镜和 X 线钡餐等检查受到限制或检查不及时，以致延误诊断。

⑤老年人胃癌的癌细胞组织学以高分化癌居多，恶性程度较低，发展较慢，转移

较晚，如能早期发现，手术治疗效果比青年人胃癌要好。

老年胃癌患者在化疗时需要注意以下两点：

①临床上胃癌患者以中老年多见，而老年患者多具有体力不佳、并发症多等特点，对化疗的耐受力比中青年患者要差。目前胃癌一线化疗常用的药物为氟尿嘧啶类、铂类及紫杉醇类、伊立替康等。在身体状况尚可、无明显并发症的老年胃癌患者中，临床上可与其他胃癌患者一样选用两药联合的化疗方案。三药联合化疗也有用于少数身体状况特别好、治疗后有可能使病情好转而争取手术的老年患者。

②老年人对自己身体的变化、消化道症状的出现敏感性差，以至于看病就医时病情已较晚。有的仅仅能接受姑息手术，有的甚至连手术机会都没有只能接受全身姑息性化疗。单药化疗或许是年龄大于70岁的老年患者的一种可行的选择。临床上可选用单药卡培他滨或替吉奥等口服。同时由于耐受性的问题，老年患者的药物剂量往往要酌情有所下调，以减少不良反应的发生。

68. 什么是胃癌放疗？

放疗即放射治疗。放射治疗是利用放射线如放射性同位素产生的 α、β、γ 射线和各类 X 线治疗机或加速器产生的 X 线、电子线、质子束及其他粒子束等治疗癌症的一种方法。

胃癌放疗可分为根治性放疗和姑息性放疗。所谓根治性放疗，是指在足够剂量的放疗后癌肿可治愈，患者可获得长期生存。姑息性放疗的目的在于缓解症状、延长寿命，以及在一定程度上控制癌症。

对于一些早期的胃癌，放疗和手术治疗都有很好的效果。而对于局部晚期的胃癌患者，放疗是手术治疗很好的补充，有统计表明，在美国每年有超过 50% 的癌症患者接受放疗。

69. 如何应对放疗产生的副作用？

①放疗后血细胞减少：红细胞、白细胞、血小板减少，放疗时骨髓内各种造血细胞的分裂增殖受到抑制，导致向周围血中释放的成熟细胞减少。放疗期间应每周检查血常规 1~2 次，对白细胞和血小板下降明显者给予造血细胞因子治疗，严重时可予以输血或停止放疗。

②放射性肝损伤：一般可出现恶心、食欲下降和转氨酶升高等，可给予对症处理，一般放疗结束后会较快恢复；如果出现转氨酶升高，可酌情口服或静脉给予保肝

药物，一般 1~2 周可以恢复正常。不过随着精准放疗技术发展以来，放射性肝损伤的发生概率较前明显下降。

③放射性肾损伤：肾脏跟肝脏的情况类似，目前在严格剂量限制的情况下，肾脏的受照剂量被限制在一定的范围内，很少出现明显的肾损伤和毒性。一旦出现晚期损伤，很难恢复，所以需要严格限制肾的照射剂量。

④放射性胃炎：几乎是胃癌放疗中必然发生的并发症，患者可出现明显的食欲下降、恶心、呕吐和上腹部疼痛等症状。防治的办法是：少食多餐，进食易消化的食物，不要吃过甜、过咸、辛辣和油腻的食物。口服维生素 B、甲氧氯普胺（胃复安）等药物可减轻恶心。如果症状较重，治疗效果不佳时可考虑外周静脉止吐药输入、营养支持和停止放疗。

70. 对于胃癌放疗患者，应该怎样做好皮肤护理？

①清洗时尽量使用冷水和温和的肥皂，并尽可能使用柔软的毛巾避免摩擦接受放疗的皮肤。

②穿宽松的衣裤，特别是接受放疗的部位不要穿得太紧。

③不要摩擦、抓挠瘙痒的部位。

④除了特殊治疗方法，不要自行把热毛巾或冰袋等放在接受放疗的皮肤上，这样会增加本就脆弱的皮肤负担。

⑤放疗期间和放疗结束后的几周内，不要在接受放疗的部位上擦药粉、护肤霜、香水、除臭剂、药膏和药物等。

⑥放疗时和放疗结束后一年之内，不要让接受放疗的部位暴露在阳光下。

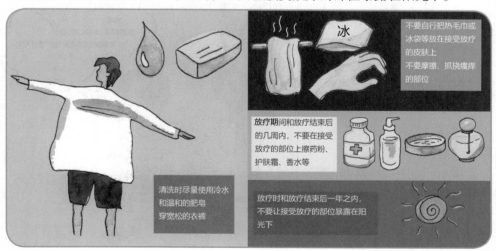

冰

不要自行把热毛巾或冰袋等放在接受放疗的皮肤上
不要摩擦、抓挠瘙痒的部位

放疗期间和放疗结束后的几周内，不要在接受放疗的部位上擦药粉、护肤霜、香水等

清洗时尽量使用冷水和温和的肥皂
穿宽松的衣裤

放疗时和放疗结束后一年之内，不要让接受放疗的部位暴露在阳光下

五、胃癌的预防

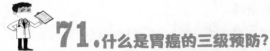

71. 什么是胃癌的三级预防?

胃癌的一级预防即病因预防,包括健康饮食,抗 Hp 治疗和化学预防等;饮食因素对胃癌的发生有重要影响,健康的饮食习惯是多食用新鲜的水果蔬菜,减少盐腌制食品的摄入。烟草、酒精均会增加胃癌的发病风险,应减少烟草、酒精的摄入。Hp 已被国际癌症研究机构列为 I 类致癌物, Hp 的感染与胃癌的发生有着密切的关系,所以有 Hp 感染者应进行根治治疗。

胃癌的二级预防是针对临床前或早期阶段的患者,检测早期病灶并预防疾病进展,主要目标是在仍可采用治愈性治疗的早期阶段识别癌症。

胃癌的三级预防指临床期和康复期预防,主要目标是防止病情恶化,防止疾病致残,主要任务是采取多学科综合诊断和多学科综合治疗,正确选用最佳的治疗方案,尽早消除癌症,尽快恢复功能,促进康复,提高生活质量乃至重返社会。

72. 当出现哪些情况时应警惕胃癌?

①上腹不适:是胃癌最常见的初发症状,与消化不良相似。

②原因不明的食欲减退和消瘦:表现为食后饱胀感并主动限制饮食,常伴有反复嗳气。

③腹痛:一般开始较轻微,且无规律性,进食后不能缓解,可以为隐痛或钝痛。

④贫血:对于胃癌患者,肿瘤破坏血管,导致胃出血,有些人甚至会有呕血的症状,这是导致贫血的主要原因。

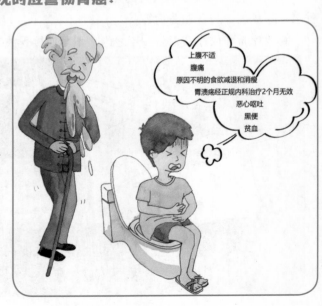

⑤恶心呕吐：也是较常见的症状之一，早期即可发生。

⑥黑便：部分患者表现为大便隐血试验阳性或间断性黑便。

⑦胃溃疡经正规内科治疗 2 个月无效（或溃疡增大）。

当年龄＞ 40 岁者，有上述症状出现时，应警惕胃癌的发生，及时到正规医院就诊，行检查及治疗。

73.胃癌预防需要怎么做？

①管好自己的嘴：避免饮食不规律、暴饮暴食；拒绝腌制、熏制、油炸类食品及隔夜菜；禁食烧烤的红肉和霉变食物；增加新鲜水果和蔬菜的摄入。

②注意口腔卫生：研究表明，口腔卫生与胃癌的发生息息相关。如牙垢、牙菌斑都可检测出 Hp，而 Hp 正是胃溃疡、胃癌的潜在致病菌。因此，注意口腔的卫生清洁，就能有效地预防胃癌的发生。

③在日常生活中预防：戒烟禁酒，吸烟者比不吸烟者更容易受到胃癌的青睐。胃癌的发生和情绪抑郁也有一定关系，长期情绪抑郁地吃东西，对胃癌的发生有一定影响，故要保持心情舒畅，尤其在吃饭时更要保持心情舒畅。

④空腹吃蔬菜：研究发现，蔬菜中含有硝酸盐，进入胃部后产生氧化氮，能杀死胃中的有害细菌。故餐前先吃些蔬菜，对预防胃癌可起到一定作用。

⑤定期进行检查：应定期做胃镜检查或胃肠道造影。高危人群最好 1~2 年做一次检查。50 岁以上的人如果出现上腹痛、腹胀、食欲下降、贫血、吐血、黑色大便或不明原因体重减轻时，应立即去正规医院就诊。如果有慢性胃炎、慢性胃溃疡、胃息肉等，应积极治疗，以防癌变。

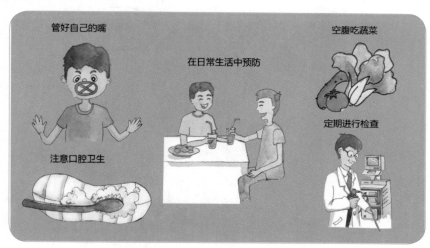

管好自己的嘴　　在日常生活中预防　　空腹吃蔬菜

注意口腔卫生　　定期进行检查

74. 预防胃癌，到底应该怎么吃？

①饮食不宜过咸，高盐饮食会使胃黏膜上皮细胞对致癌物敏感性增加。

②要少吃烟熏食物，不吃霉变食物。

③常吃大蒜、牛奶、水果、大葱、茄子、甘蓝、红心萝卜、嫩豆芽、新鲜丝瓜、花菜、卷心菜、冬瓜、番茄等，这些食物都具有一种干扰素诱生剂，能抗病毒感染，抑制癌症发生。

④养成良好的饮食习惯，不暴饮暴食，少吃干、硬、烫食和辛辣食物，进食做到细嚼慢咽。

⑤饮食定时定量，三餐进食规律，少吃火锅、夜宵等。

75. 哪些食物具有预防胃癌的作用？

①摄入豆类及豆制品、奶制品、新鲜蔬菜、新鲜水果，可降低胃癌的发病风险。因为新鲜蔬菜、水果中含有丰富的维生素 C 和维生素 E 等抗氧化成分可抑制亚硝基化合物和多环芳烃类在体内的合成，从而阻止癌症的发生。

②大蒜及有关葱属类（如大葱、洋葱）植物食用量增加，胃癌发生的危险性下降。大蒜中含有二丙烯基硫化物和烯丙基甲基三硫化物，对癌症的发生均有很好的抑制作用。食用大蒜还可以使胃酸分泌增多，胃内亚硝酸盐的含量及霉菌、细菌的含量下降。

③绿茶中含有维生素 C、维生素 E 和茶多酚等多种亚硝化抑制剂，经常饮用可以降低胃癌发生的风险。

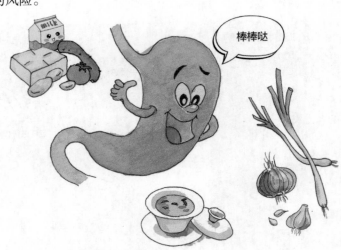

六、 与胃癌相关的其他问题

76. 哪些胃病容易癌变?

①**萎缩性胃炎**：我国人群中慢性胃炎的发病率在 50% 以上，萎缩性胃炎约占其中的 1/5，主要发生于中老年人。由于在胃癌高发地区的人群中，萎缩性胃炎的发病率高；胃癌病灶周围的胃黏膜中，萎缩性病变多见，所以医学上认为萎缩性胃炎是胃癌的癌前病变。

②**胃息肉**：胃息肉分为增生性息肉和腺瘤性息肉，前者癌变率较低，后者虽然少见，但恶变程度较高。

③**残胃**：胃切除是致癌因素之一，因为胆汁反流，使手术后萎缩性胃炎、肠上皮化生和不典型增生的发生率均明显增高。

④**慢性胃溃疡**：它的癌变率不高，患良性胃溃疡 5 年以上的癌变率为 0.5%~2%；十二指肠溃疡一般不发生癌变，但容易引起出血。

⑤**巨大胃黏膜肥厚症**：它是胃癌的前期状态，但此症极为罕见。

总之，对这些胃病既要积极治疗，又要注意复查，万一发生癌变应及早发现，早期治疗，提高治愈率，以防疾病造成更大的损失。

77. 胃癌会遗传吗?

环境因素可能是胃癌发生和发展的主要原因，但是遗传和免疫在胃癌形成中也起着一定的作用。目前医学上普遍认为胃癌是一种多基因遗传病，有一定的遗传倾向和家族聚集性，胃癌患者家庭成员比非胃癌患者家庭成员患胃癌的风险高 2~3 倍。胃癌患者亲属的胃癌患病率较一般人群高 4 倍。国内外大量资料研究表明，直系家属胃癌史是胃癌的显著危险因素。

78. 家族性胃癌有哪些遗传素质?

遗传性胃癌有以下特点：发病年龄早；病变部位以近侧胃多见；肿瘤分化差；病理类型以弥漫型多见，肠型所占比较少；有肠外肿瘤及多原发癌的趋势，如结肠癌、女性乳腺癌、男性前列腺癌等。

遗传性胃癌呈常染色体显性遗传，基因外显率高（70%~80%）。人体有 23 对染色体，其中 22 对为常染色体，1 对为性染色体，性染色体决定人的性别，男女是不同的，常染色体男女没有区别。常染色体遗传病是指 22 对常染色体出现异常引起的遗传性疾病，分为常染色体隐性遗传病和显性遗传病。

常染色体显性遗传病有以下几个规律：

①患者的父母中有一方患病。

②患者和正常人所生的孩子中，患病和不患病的平均数相等。

③父母中有一方患病而本人未患病时，其子孙也不会患病。

④男女患病的机会相等。

⑤患者子女中出现病症的发生率为 50%。

常染色体隐性遗传病有以下几个规律：

①患者父母不一定发病，但都是致病基因的携带者。

②患者的兄弟姐妹中，约有 1/4 的人患病，男女发病的机会均等。

③家族中不出现连续几代遗传，患者的双亲、远祖及旁系亲属中一般无同样的病人。

④近亲结婚时，子代的发病率明显升高。

79. 病理报告中癌肿分化"低""中""高"代表什么？

细胞分化是指人体在胚胎时期原始干细胞在发育过程中逐渐成熟，并且逐渐发育成不同组织、不同功能的细胞。比如干细胞可以分化为胃上皮细胞，组成胃黏膜；也可以分化为肌细胞，构成胃壁的肌层；还可以分化为神经细胞，参与神经反应等。通过分化，细胞在形态、功能和代谢等各方面都展现出各自的不同，发挥不同的作用。

而癌细胞的特别之处在于细胞的"异常分化"。"分化高"说明癌细胞越相似于相应的正常细胞，它的行为更像良性细胞。反之，"分化低"说明癌细胞已经与正常细胞很不一样了，与正常细胞相差得越大，可能疯狂无序的异常增长越明显，有更多的恶性表现。简单来说就是分化低，恶性度高；分化高，恶性度低。

在胃癌中，癌肿的分化程度与患者的疗效、预后都有一定的相关性。但癌肿的分化只是提示癌肿特性的一个方面，还不能全面地评估癌肿的所有性质，更不能完全依赖分化来评判患者的预后。胃癌患者的预后还应结合癌症的临床分期、基因类型等情况综合考虑。

80. "早期"胃癌和"进展期"胃癌有什么区别？

①胃壁由内向外分为黏膜层、黏膜下层、肌层和浆膜层。早期胃癌指的是局限于黏膜或黏膜下层的胃癌，不论病灶大小或有无淋巴结转移，均为早期胃癌。总体上，

早期胃癌的分化程度较好，高分化腺癌约占 70%。早期胃癌患者的预后总体是非常好的，黏膜内癌出现胃周围淋巴结转移的比较少见，相应治疗后其 5 年生存率甚至接近 100%；即便癌肿侵及黏膜下层，同时出现淋巴结转移，治疗后平均 5 年生存率也在 80% 以上。

但是我国每年早期胃癌的检出率极低，不足 10%。首先，早期胃癌无特异性症状，容易被忽略。其次，国内民众的癌症筛查意识还不够，到了有病就医的时候往往丧失了良好的治愈机会。所以提高民众的筛查意识和加大对筛查项目的普及力度非常重要。

②进展期胃癌就是指癌肿已侵入胃壁肌层、浆膜层，不论病灶大小，或有无转移，都称为进展期胃癌。进展期胃癌的预后与胃癌的病理分期、部位、组织类型、生物学行为以及治疗措施相关。总的来说，分期早比分期晚的预后要好。

我国胃癌患者就诊时就已经是进展期胃癌的还是多数，一旦确诊，患者应及时就医并完善相关检查，接受规范的治疗，很多患者生活质量得到了明显提高，生存时间得到延长，取得了不错的疗效。

81. 哪些原因会导致胃癌患者食欲下降、营养不良？

胃癌患者会由于各种原因出现食欲下降、营养不良的情况，下面是常见的引起此类情况的原因：

①癌症本身引起的食欲减退：如胃癌引起的腹痛、腹胀、恶心和呕吐等都可引起食欲减退。

②环境变化或精神状态不好使患者食欲减退：恐惧、抑郁和悲观等不良情绪会使胃癌患者（特别是晚期胃癌患者）对食物失去兴趣。

③治疗相关的食欲减退：如在进行化疗的患者多数会出现味觉的变化，使患者不能品尝食物原有的味道而影响患者的食欲。同时放化疗引起的消化道症状如恶心、呕吐，腹泻或便秘，均可引起食欲减退。

82. 胃癌患者营养不良应该怎么办？

患者食欲不好，加之营养补充不足和癌症的消耗，就会导致营养不良。面对这种情况，我们可以从以下几个方面来改善患者机体的营养状态：

①调节饮食：给予患者营养丰富、易于消化的食物，烹饪要适合患者口味，并做到色、香、味俱全，以增加患者食欲。可以给患者食用一些开胃的食物，如山楂、杨

梅等，从而促进胃液分泌，增进食欲。

②药物治疗：改善食欲的药物主要有甲地孕酮、糖皮质激素等。甲地孕酮不仅能刺激食欲、增加体重、促进蛋白同化、改善体力及精神状态，而且对骨髓及胃肠道有保护作用，可以减轻化疗药物所致的骨髓抑制和消化道反应。糖皮质激素也有增加食欲、改善营养状态的功效，但长期使用易发生不良反应。

③肠内营养和外周静脉营养支持：医生可以根据患者的营养状态结合营养科的会诊建议给予患者个体化的肠内、肠外营养支持以改善患者的营养状况。

83. 人们口中的"流质""半流质""少渣半流质""软质"饮食是指什么？

①流质饮食：主要是指液状食物，如米汤、豆浆、牛奶、稀藕粉、果汁、菜汁和肉汁等。

②半流质饮食：是指呈半流质状态、容易咀嚼和消化、纤维素含量少、营养丰富的食物，如稀粥、烂面条、蒸鸡蛋、豆腐脑等。

③少渣半流质饮食：是一种特殊的半流质饮食，较严格限制饮食中的纤维素含量，除了使用过滤的菜汤、果汁外，不用其他蔬菜和水果。

④软质饮食：是一种质地柔软的食物，粗硬纤维含量少，容易咀嚼、吞咽和消化，如软米饭、馒头、包子等。

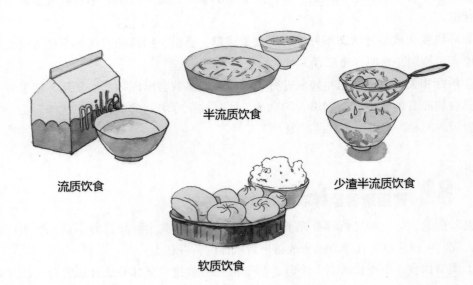

流质饮食

半流质饮食

少渣半流质饮食

软质饮食

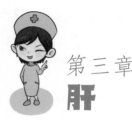

第三章
肝　　癌

84. 什么是肝脏？

肝是人体最大的实质性腺体，重 1 200~1 500 g，约占体重 2%。肝外形呈不规则楔形，大部分位于右上腹部膈下和季肋深面，左外叶达左季肋部与脾相邻；肝上界相当于右锁骨中线第 5~6 肋间，下界与右肋缘平行。肝脏是我们身体最重要的代谢和解毒器官并且是唯一没有痛感神经的器官，所以说肝脏的健康经常会被忽略，一旦发现癌症往往是晚期。肝脏掌管着我们身体内糖类、脂肪与蛋白质的解毒和代谢，以及人体大部分的新陈代谢和有毒物质的转化，所以说肝脏也是最容易被污染的器官。

85. 肝脏有哪些功能？

①解毒功能：绝大多数有毒物质在肝脏内经处理后变成无毒或低毒物质。

②代谢功能：包括合成代谢、分解代谢和能量代谢。

③分泌胆汁：肝细胞生成的胆汁经胆管排泄并储存于胆囊，进食时胆汁被排入小肠，以帮助消化食物。

④造血、储血和调节循环血量：新生儿的肝脏具有造血功能。由于肝脏血容量占

到人体血容量的 14%，所以它就像一个血库，在需要的时候可以提供部分血液给机体其他器官使用。

⑤**免疫防御功能：**肝脏内的库普弗细胞和淋巴细胞都参与体内的免疫防御调节。

86. 什么是肝癌？

肝癌是指发生于肝脏的癌症，包括原发性肝癌和转移性肝癌两种，<u>人们日常说的肝癌指的多是原发性肝癌</u>（指肝细胞或肝内胆管上皮细胞发生的癌症），是我国常见癌症之一；起源于间叶组织者称为原发性肝肉瘤，如血管内皮瘤、恶性淋巴瘤、纤维肉瘤等，较少见。据 2020 年全球癌症统计报告显示，我国肝癌的发病率居于所有癌症的第四位，死亡率居于所有癌症的第二位。

87. 肝癌有哪些表现？

①**肝区疼痛：**绝大多数中晚期肝癌患者以肝区疼痛为首发症状，发生率超过50%。位于右肋部或剑突下，疼痛性质为间歇性或持续性隐痛。疼痛可因癌肿生长的部位不同而有所变化，位于左叶的癌肿，常引起中上腹疼痛；位于右叶的癌肿，疼痛在右季肋部；癌肿累及横膈时，疼痛放射至右肩或右背部，易被误认为肩关节炎；癌肿位于右叶后段时，有时可引起腰痛；癌肿位于肝实质深部者，一般很少感到疼痛。

②**消化道症状：**食欲下降、饭后上腹饱胀。嗳气、消化不良、恶心等是肝癌常见的消化道症状，其中以食欲减退和腹胀最为常见。腹泻也是肝癌较为常见的消化道症状。

③**发热：**相当一部分的肝癌患者会出现出汗、发热。多数发热为中低度发热，少数患者可为高热。肝癌的发热多为癌性热，这是因为癌肿组织坏死后释放致热原进入血液循环所致。癌肿患者由于抵抗力低下，很容易合并感染，亦可出现发热，与肝癌的癌性发热有时不易区别，需结合血象并观察抗菌治疗是否有效才能判定。

④**消瘦、乏力：**肝癌患者常较其他癌肿患者更感乏力，此与慢性肝炎患者相似。乏力的原因不明，可能由于消化功能紊乱、营养吸收障碍导致能量不足，或肝细胞受损，肝功能下降，使得代谢障碍、某些毒素不能及时灭活，或由于肝癌组织坏死释放有毒物质。消瘦也是肝癌患者的常见症状，系由于肝功能受损，消化吸收功能下降所致。随着病情的发展，消瘦程度可加重，严重时出现恶病质。

⑤**出血倾向：**肝癌患者常有牙龈出血、皮下淤斑等出血倾向，主要是由于肝功能受损、凝血功能异常所致，它在肝癌合并肝硬化的患者中尤为多见。消化道出血也较

为常见，主要是由于门静脉高压导致食管胃底静脉曲张所致。事实上，消化道出血也是导致肝癌患者死亡的最主要原因。

⑥下肢水肿：肝癌伴腹水的患者，常有下肢水肿，轻者发生在踝部，严重者可蔓延至整个下肢。造成下肢水肿的主要原因是腹水压迫下肢静脉或癌栓阻塞，使静脉回流受阻。轻度水肿亦可因血浆白蛋白过低所致。

⑦急腹症：肝癌结节破裂通常引起肝区疼痛，体检时肝区有明显压痛，为肝包膜刺激症状。部分患者肝癌结节破裂后，表现为急性腹痛，伴有腹膜刺激症状，易被误诊为急性腹膜炎。癌结节破裂引起的腹痛通常伴有血压下降甚至休克的表现，与一般急性腹膜炎不同。

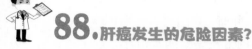

二、肝癌的相关因素

88. 肝癌发生的危险因素？

①病毒性肝炎：我国肝癌患者大约 90% 有乙肝背景，其原发性肝癌的发生率要比正常人高得多。但是近几年来随着我国乙肝疫苗接种的普及，我国乙肝发病率在逐年下降，不过我国目前乙肝病毒携带者还很多，在一定时间内乙肝病毒导致的肝癌仍然居首位。

②遗传因素：遗传因素在癌症的发生、发展中发挥重要作用。基因突变、表观遗传异常在癌症的发生、发展中也发挥着非常重要的作用。

③长期吸烟和饮酒：很多研究都表明吸烟可能是肝癌发生的一个独立的危险因素。饮酒与肝细胞癌的发生有关，饮酒所引起的最明显的肝脏病变是酒精性肝炎。对于长期饮酒者来说，酒精性肝炎常常最终发展为肝硬化，而硬化的肝脏则有发生癌变的风险。

④黄曲霉毒素：黄曲霉毒素是由黄曲霉菌产生的真菌毒素，我国南方某些地区地理气候很适宜霉菌生长，因食物霉变而污染黄曲霉毒素的现象较为严重，如霉变的玉米、花生等均可被污染。因此，以霉变玉米为主粮的地区的肝癌发病率和死亡率均较高。

⑤饮水污染：从某些肝癌高发地区观察到饮用死水，如宅沟水、明沟水的地区发病率高；饮用流水如河水的地区发病率低；饮用地下水如井水的地区发病率更低些。

⑥中年男性：一般来说，男性比女性更容易患肝癌。在大多数人群中肝癌男性高发的现象可以用男性的易感性高、遗传或后天获得性因素，或更多地接触与肝癌发病有关的环境等原因来解释。在所有的人群中，无论各自的危险性如何，肝癌的发病率均随年龄的增长而升高。

⑦化学致癌物质：如亚硝胺类、有机氯农药等。硝酸盐和亚硝酸盐在一定条件下可生成亚硝胺。亚硝胺是一种强烈的化学致癌物质。在肝癌高发区的水源和土壤中测定硝酸盐及亚硝酸盐的含量，发现与肝癌的死亡率呈正相关。

⑧其他因素：超重和肥胖以及心理因素与肝癌的发生密切相关，且有互相协同作用。

89. 乙肝是怎么导致肝癌的？

无症状乙肝病毒携带者是指没有任何肝炎的症状和体征，但是他们的肝组织可能有不同程度的病变。据统计显示，目前我国仍有约 6.1% 的人可能是慢性乙肝病毒感染者。如果这类人群不注重自己的身体，就有可能患乙肝、肝硬化，甚至成为肝癌患者。

慢性乙肝、肝硬化、肝癌被称为"乙肝三部曲"。在慢性乙肝患者中，每年有 2%~10% 的患者发生肝硬化。一旦发展到肝硬化，每年有 3%~5% 的患者发生失代偿（腹水、食管胃底静脉曲张出血、肝性脑病等），3%~6% 的患者会发生肝癌。当然，没有肝硬化的乙肝病毒感染者也可能发生肝癌，发生率为每年 0.5%~1.0%。

阻断"乙肝三部曲"的最基本、最重要的方法是抗病毒治疗。近年还有研究发现，即使已经发展到肝硬化阶段，通过有效的抗病毒治疗，部分病人的肝硬化发生了逆转，即"硬化的肝脏变软了"。

我国肝癌患者大约 90% 有乙肝背景（不是 90% 乙肝患者会得肝癌），乙肝病毒是导致肝癌的重要凶手。乙肝是发生在肝脏的一场战争，即乙肝病毒和人体免疫细胞的战斗；慢性乙肝就是这样一场你争我夺的拉锯战，长期"战乱"使得肝脏组织反反复复发生炎症坏死，最后逐渐形成肝硬化，一部分形成肝癌。因此，抗击肝癌应从预防肝炎开始，目前乙肝疫苗已普遍使用，乙肝疫苗预防接种的保护率为 90%~95%，但对少数人可能无效，且体内的乙肝疫苗表面抗体会随着时间推迟而减少，因此，接种过乙肝疫苗的人仍要定期进行乙肝筛查。

90. 乙肝防治应该怎么做？

①对于乙肝患病人群应定期体检，查清体内乙肝病毒的现状（有无病毒复制、有无出现肝功能损害及肝硬化）；对于有肝炎病史或 HBsAg 阳性者、肝癌高发区的自然人群、有肝癌家族史等高危人群应每 3~6 个月进行一次肝功能、乙肝病毒脱氧核糖核酸（HBV DNA）、甲胎蛋白、肝脏超声等检查，及时关注肝脏情况。

②接种过乙肝疫苗的人仍要定期进行乙肝筛查。乙肝表面抗体滴度会随着时间推

迟而减少，所以应定期体检，如发现乙肝表面抗体滴度已达不到保护身体的要求应及时再次进行疫苗补打。

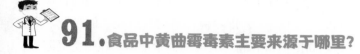

91. 食品中黄曲霉毒素主要来源于哪里？

①天然存在。

②食品添加剂。

③食品加工过程中操作的不规范。

④加工厂的卫生污染，主要来源于黄曲霉等霉菌。

⑤其他曲霉毒素，还包括棕曲霉毒素、小柄曲霉毒素和星形曲霉毒素。棕曲霉毒素和小柄曲霉毒素分别存在于被棕曲霉或杂色曲霉等污染了的玉米、小麦、花生等粮食中。

92. 肝癌的发病和性别、年龄有何关系？

肝癌发生肯定与年龄、性别有关。一般来说，男性比女性更容易患肝癌，特别是在高危人群中，这种现象更加明显。在大多数人群中肝癌男性高发的现象与男性的易感性高、遗传或后天获得性因素，或更多地接触与肝癌发病有关的环境等因素有关。

肝癌的发病率随年龄的增高而升高，但在年龄较大的年龄组这种增长趋势逐渐稳定。根据数据显示，我国肝癌的平均患病年龄为43.7岁，40~49岁为肝癌的高发年龄段。

三、肝癌的相关检查

93. 为什么肝癌早期不易被察觉？

早期不易察觉肝癌的原因有：

①肝脏内部缺乏痛觉神经，只有当肝癌组织够大时，才可能导致肝被膜神经遭到刺激，或影响到肝周边组织才有感觉。

②肝脏没有管道与外界相通，无法像其他消化系统癌症，通过出血、消化不良或疼痛让我们关注并发现癌症。

③肝脏处于肋骨之后，无法触摸到癌肿的存在。

94. 肝癌主要有哪些检查方法?

①肝癌血清肿瘤标志物甲胎蛋白（AFP）：AFP 是诊断肝癌的最佳血清标志物之一，我国诊疗规范推荐肝癌 AFP ≥ 400 μg/L，排除慢性活动性肝炎、肝硬化、睾丸或卵巢胚胎源性肿瘤以及怀孕等则高度提示肝癌。但检测甲胎蛋白存在一定局限性，30%~40% 的肝癌患者，甲胎蛋白始终不高。

②腹部超声检查：超声检查不仅可以检出肝内可疑占位性病变，鉴别囊性或实性占位，观察肝内或腹部有无其他相关转移灶；彩色多普勒血流成像还可以观察病灶内血流情况，而且具有经济、方便、无创、无放射性等优点，是肝癌筛查和诊断中应用最广泛的检查，但常不能发现靠近肺底的肝癌病灶，而且特异性不够理想。

③电子计算机断层扫描（CT）检查：具有较高的分辨率，对肝癌的诊断符合率可在 90% 以上，CT 可以检查出直径约 1cm 的小肝癌。CT 检查在各种影像检查技术中最能反映肝癌的病理形态表现，从病灶边缘情况可了解其浸润性；从门静脉血管的癌栓和受侵犯情况可了解其侵犯性。根据 CT 图上的病灶大小和形态，可以进行病理分型。CT 检查是一种分辨率较高的非侵入性检查方法，因此可用于肝癌的定位和定性诊断。

④动脉造影检查：选择性腹腔动脉或肝动脉造影检查，对直径 1~2 cm，血管丰富的小肝癌检出的阳性率可达 90%。目前为止，动脉造影检查对小肝癌的定位诊断是最佳的，但为侵入性检查方法。

⑤放射性核素显像：核素肝脏显像可以显示出肝脏的大小、位置、形态和功能，对肝脏占位性病变的定位和定性诊断皆有重要参考价值，为临床上常用的检查方法。肝脏平面显像或 SPECT 显像图上呈现出局限性放射性缺损区是诊断肝脏占位性病变的主要依据。但它只能定位不能定性，因多种肝内、肝外疾病在显像图上皆可呈现为局限性放射性缺损区。此外，由于探测仪器分辨率的限制，2 cm 以上的病变才能呈现出阳性结果。

四、肝癌的治疗

95. 肝癌的主要治疗手段有哪些?

①外科手术治疗：手术切除是原发性肝癌的传统治疗方法，也是最有效的治疗方法。这种方法可以一次性切除整个癌瘤，使体内达到无瘤状态。手术切除效果最好的是

小肝癌，整个癌结节直径小于 3 cm 或两个癌结节最大直径之和小于 3 cm，其 5 年生存率可达 60%。

②介入治疗：即肝动脉化疗栓塞，属于非手术治疗中的首选方法，常用于不能手术切除的中晚期肝癌患者，能够达到控制疾病、延长生存的目的。

③化疗：根据患者的疾病分期及自身情况，有些患者可能术前或术后需进行正规化疗。

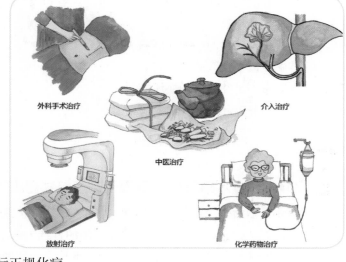

④放疗：放疗分为体外放疗和体内放疗。体外放疗是一种传统的治疗方法，疗效一直存在争议；体内放疗是指采用血管介入技术，将放射性核素标记的碘油或放射性微球注入癌肿灶内杀灭肝癌细胞以达到消除肝内癌肿病灶的目的。

⑤中医治疗：中医治疗可有效杀灭术后残存癌细胞，减轻术后不良反应，改善体质，提高患者生活质量，延长生存期、提高患者免疫力，防止复发转移，降低西医治疗的副作用，提高整体抗癌效果。

96. 肝癌手术治疗的适应证和禁忌证有哪些？

适应证：

①肝癌诊断明确，癌肿局限于一段、一叶、半肝、左三叶或右三叶，无肝内广泛播散。

②肝功能 Child-Pugh A 级、B 级，估计手术切除后残肝功能可以代偿。

③无肝外转移。

④无心、肺、肾等重要实质性脏器功能严重损伤，估计能耐受手术。

⑤癌肿与第一、第二、第三肝门关系密切但能切除，能保证残留的肝脏血供。

⑥可切除肝癌伴门静脉分支或主干癌栓，对侧肝脏无转移。

⑦因门静脉主干癌栓导致肝前性门静脉高压形成大量腹水。

⑧因癌肿压迫或侵犯胆管引起的梗阻性黄疸。

禁忌证：

①门静脉主干或肝静脉有癌栓。

②重度肝硬化并伴有肝功能严重损害，黄疸和腹水。

③癌肿大小超过肝脏的 1/3。

④合并肝外转移的中晚期肝癌。

⑤有中度以上食管静脉曲张。

⑥血容量不足并伴有低血压。

⑦弥漫型肝癌和术后肝内广泛复发。

97. 介入治疗主要适用于哪些肝癌患者?

肝癌介入治疗是指经股动脉插管，将抗癌药物或栓塞剂注入肝动脉的一种区域性局部的治疗方法，它是非开腹手术治疗肝癌的首选方法。这种介入治疗可对肝癌病灶进行短时、延时或定时灌注化疗和各种栓塞剂栓塞，致使癌组织缺血、坏死。

还有一种非血管性介入治疗，产生于 20 世纪 80 年代，其方式是经皮经肝做癌灶穿刺，进行一点或多点的适量乙醇或乙酸注射，使癌组织发生凝固性坏死。这种方法适用于不能手术切除的局灶性肝癌及各种手段治疗后的肝癌局部复发。

肝癌介入治疗主要适用于：各种原因认为不能手术切除的原发性或转移性肝癌，或者患者不愿手术的小肝癌；介入治疗为手术治疗创造条件，使肝癌缩小，以便手术容易切除；肝癌切除不彻底者，术后复发或其他方法治疗失败的患者。

不过以下肝癌患者不适宜进行介入治疗：肝癌病灶破裂出血（如破裂大出血，可行急诊栓塞止血治疗）；肝、肾功能严重损害；严重的黄疸及腹水的患者；患者全身情况差，合并严重的出血性疾病。

98. 肝癌介入治疗有哪些不良反应和并发症?

肝癌介入治疗的不良反应和并发症分术中和术后。

术中：术中栓塞时肝区有时可有烧灼样疼痛，这是碘油栓塞刺激所致，往往癌肿血管不丰富时较明显。

术后：

①恶心、呕吐、食欲减退等化疗药物引起的反应。

②肝区疼痛、发热：体温波动在 38℃左右，有时甚至超过 39℃，此为癌肿缺血坏死导致疼痛，因组织坏死吸收导致的吸收热。

③腹水或腹水增加：因动脉化疗栓塞使肝脏受损，肝功能下降导致腹水或腹水增

加，如癌肿靠近肝包膜，栓塞坏死导致渗出增加，也可出现腹水。

④碘油或吸收性明胶海绵栓塞其他部位造成的并发症：如肺栓塞、胆囊动脉栓塞、胃十二指肠动脉栓塞等。

⑤术后短期内肝、肾功能不全及消化道大出血等。

99. 肝癌介入术后饮食应该注意什么？

①术后 7 天内，因化疗药物的副作用导致恶心呕吐，食欲下降，并且因栓塞导致癌肿坏死，引起发热，体液大量丢失，所以应多进食少油腻、易消化食物，多补充含水分的食物，如稀饭、米汤、面汤、果汁、菜汁等。

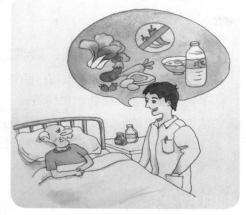

②多吃含维生素 A、维生素 C、维生素 E 等食物，如芥蓝、包心菜、胡萝卜、油菜等新鲜蔬菜和水果，不吃发霉变质的食物。

③日常饮食要定时、定量、少食多餐，以减少胃肠道的负担。

④坚持进食低脂肪、高蛋白、易消化食物，如瘦肉、鸡蛋及酸奶、鲜果汁、鲜菜汁。

⑤要保持大便通畅，便秘患者应吃富有纤维素的食物，每天喝一些蜂蜜水。

⑥主要食物应包括牛奶、鸡蛋、豆浆、藕粉、果汁、菜汁、瘦肉泥、肝泥等。

100. 肝癌的其他治疗方法有哪些？

①**非切除性局部治疗**：非切除性局部治疗是将各种有治疗作用或有破坏力的手段经皮或剖腹直接作用于癌组织，使其发生坏死，以达到消除癌灶或缩小癌肿体积的目的。主要包括高温疗法、冷冻疗法、电化学疗法和光动力学疗法。

②**无水酒精瘤内注射疗法**：肝癌患者如一般情况尚好，肝功能正常，无黄疸、腹水、发热及远处转移，肿瘤尚局限，癌结节直径 < 10 cm，但因种种原因不能手术切除者，可以采用无水酒精瘤内注射的方法治疗。肝癌患者经剖腹探查癌肿不能切除时，可在直视下将酒精直接注入瘤体内。另一种方法是对不宜剖腹探查者在 B 超或 CT 指引下经皮穿刺，将酒精注入瘤体内。每次注射无水酒精 10~20 ml，每周可注射 1~2 次，这是一种安全有效的治疗方法。

③免疫治疗：免疫治疗主要适用于肝癌的早期或中期免疫功能尚好的肝癌患者，可以作为手术后或放、化疗间歇期的辅助治疗。在各种免疫治疗方法中，目前卡介苗的疗效最值得肯定，但是要注意其副作用较大。近年来肝癌的免疫治疗研究不断深入，相信未来肝癌的免疫治疗的效果也将会不断提高。

④肝移植：肝移植治疗是中晚期肝癌的有效治疗手段，但是否适用于合并有肝硬化的早期肝癌至今仍存在争议。肝癌肝移植后中位生存时间为 55.1 个月或 67.5 个月。肝移植面临的主要问题是移植手术前难以确定有无微小肝癌肝外转移，以及移植手术后肝癌的高复发率。

101. 面对肝癌，患者应该怎么做？

当患者获知自己患肝癌时，往往不知所措，更不知如何面对和处理。在此我们建议：

①到正规专业肿瘤防治机构就诊。不要听信旁人或熟人所谓的神医或包治好等片面的建议，如确诊后，及时到正规医院就诊，避免延误病情。

②调整心态，争取家人与朋友的理解和支持。心态在人体对抗疾病过程中起到了非常重要的作用，好的心态有助于人们战胜病魔，且与家人、朋友们一起，坚定信念，保持平和、乐观的思想。

③积极配合医生治疗，定期复查随访。一般专业的医生会给患者专业、正确的治疗建议。患者积极配合医生，能尽可能地保证疾病的最佳治疗方法，且密切随访，对早期肝癌的治疗是非常关键及重要的。

102. 肝癌患者在饮食上应该注意什么？

①肝癌患者由于肝脏功能受损，常常没有食欲，消化功能下降。在给肝癌患者准备食物时，应以食物多样化、易消化、少油、少盐为原则。不宜给肝癌患者吃刺激性食物，尽可能给他们吃新鲜食物，尽量不要吃腌制食品。

②应以低脂肪和优质蛋白饮食为主，如鱼肉、瘦肉、豆类和奶类等。但当患者肝功能不好时，不宜进食太多高蛋白食物，以免诱发肝性脑病。

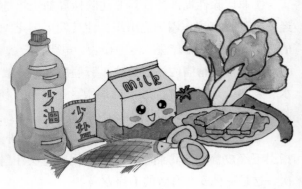

③应多吃蔬菜、水果，以提供机体所需的各种维生素、矿物质、微量元素和膳食纤维。不过注意在患者有食管静脉曲张时，应避免进食粗纤维为主的蔬菜和水果，以免粗纤维划伤曲张的静脉而引起消化道出血。

103. 肝癌患者吃哪些食物较好?

①应尽量采用清淡饮食即平常所谓的素食，少食高脂肪食品如肥肉、奶油等，少食油腻食品如油条、锅盔等油炸食品。

②高蛋白食物如鱼肉、精瘦肉、牛奶也要适量，以免增加肝脏负担，使病情加重。

③要多吃新鲜蔬菜，如胡萝卜、白菜、花菜、芦笋、西红柿等，新鲜蔬菜含有的多种维生素有利于患者身体的康复。

④可常吃香菇、木耳、豆腐、豆浆、花生、核桃、芝麻等。

⑤每天吃一些新鲜水果如桃、苹果、橘子、猕猴桃等。

⑥主食以大米为好，可常吃些杂粮如玉米、小米、红小豆、绿豆、黄豆等。

总之，食物的性质要平和，应防燥热伤阴和蛮补壅气，以免使口干、腹胀、肋痛、发热、小便不利等症状加重。饮食的主要选择原则是：便于消化吸收和排泄，有利于减轻症状和疾病康复。

104. 肝癌患者食欲下降、消化不良应该吃哪些食物?

肝癌患者食欲下降、消化不良、呕吐、反胃是常见症状，需要调整饮食，尽快使这些症状消失，以保证患者得到所需的营养。

①食欲下降：可选用赤小豆、薏苡仁、小米、玉米、大麦作为主食；选用胡萝卜、藕、胡荽（香菜）、苦菜、荸荠作为副食。

②消化不良：主食可选用黑大豆、大麦；副食可选用白菜、芜菁（大头菜）、萝卜、胡荽、荸荠、藕。

③呕吐、反胃：主食可选用小米、糯米、绿豆、豌豆、白扁豆；副食可选用生姜、乌梅、甘蔗。

105. 肝癌患者应该怎样合理安排睡眠?

由于疾病带来的痛苦和思想负担，肝癌患者常常失眠或者睡眠质量较低，因此感到精力不足、疲乏无力、头昏脑涨、食欲欠佳，而这些都是影响患者康复的重要因素。如果通过正规的抗癌治疗，使得症状减轻（如腹胀、腹痛减轻），思想负担解除，患者便很容易入睡。

首先，要让患者在早晨完全无睡意时再起床，中午饭后还要让患者睡午觉，不必限定午睡时间，以保证患者有充足的睡眠时间。这样不仅缓解了疲劳，而且有利于疾病的康复。

其次，不要过多地思虑、娱乐（打牌、下棋）、聊天、看电视、看小说及不适当的体育活动，以免造成过度疲劳和紧张，这样对治疗康复是不利的。中医认为睡觉有养肝的作用，如在治疗的同时，保证了足够的睡眠时间，消瘦的患者会很快体重增加，精神焕发，食量增加，体力增强。

五、 肝癌的预防

106. 什么是肝癌三级预防？

①一级预防：通过防霉、改善水质、防肝炎、戒酒、减脂、多活动等方式可以实现一级预防。

②二级预防：二级预防也就是"三早"预防，对肝癌进行早期筛查、早期诊断、早期治疗，以阻止或减缓肝癌的发展。早发现主要是对一些肝癌高危人群（肝炎患者、有肝癌家族史、酗酒等）进行筛查，最常用的检查手段是 AFP 和腹部超声。筛查结果阳性的疑似患者应进一步检查，以确定能否进行手术或其他治疗，实现早期诊断、早期治疗。

③三级预防：即临床治疗，主要是采取多学科综合治疗，控制肝癌恶化，提高肝癌患者的生存率和生存质量。

107. 肝癌预防，我们应该怎么做？

①接种乙肝疫苗：由于乙肝病毒感染使患肝癌的危险性增加，接种乙肝疫苗可以有效地预防乙肝病毒感染；已有乙肝的病人坚持服用核苷（酸）类似物（NAs）可以大大减少肝硬化的发生，间接减少原发性肝癌的发生。

②治疗慢性丙肝：有效地进行抗病毒治疗，就能够有效地预防原发性肝癌。应用

干扰素或直接抗病药物（DAA）可持久清除丙肝病毒核糖核酸（HCV RNA），则可降低原发性肝癌的发病率。

③保持身体健康：进行生活方式调节，不喝酒或少喝酒，不抽烟，长期坚持锻炼，可以选择跑步、游泳等锻炼方式，以增强体质，避免脂肪肝、肝硬化和肝癌。

④降低黄曲霉毒素摄入量：通过改善食品贮存条件，就可以有效地降低黄曲霉毒素的摄入量。同时通过药物干预以促进血液中的黄曲霉毒素的清除。

⑤加强血色病和AFP的筛查：应尽可能在肝硬化之前发现，并给予及时治疗，以避免发展为肝硬化和原发性肝癌。

⑥多吃新鲜蔬果：研究发现，如果人们每天坚持食用新鲜蔬菜和水果，可减少患肝癌的概率。

⑦高危者定期彩超检查：对肝癌高危人群（如乙肝病人）应该半年或1年进行一次彩超或CT检查，如发现可疑病灶再做一次增强CT或增强MRI或超声造影检查，以早期发现肝癌。

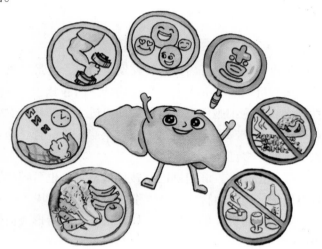

![] **108.** 减缓肝癌进程和防止肝癌复发的措施有哪些？

①抑制肝炎病毒的复制：乙肝、丙肝病毒感染都会导致肝癌，术后需积极控制肝炎病毒，遵医嘱规律服用抗病毒药物，定期复查肝炎病毒基因。

②远离黄曲霉毒素：黄曲霉菌污染过的粮食、油及其制品中均含有黄曲霉毒素。如霉变的花生、花生油、玉米、大米、干果类食品、动物性食品（如肝、海米）以及奶制品。

③戒酒：酒精会使肝脏形成慢性损伤，长期的损伤积累会形成酒精性肝硬化，有乙肝病毒感染的肝硬化患者的肝癌发生率更高。

④微量元素：微量元素过剩和缺乏均可诱发肝脏肿瘤。钍、镉、铬、镍等是导致肝癌的元素，如铁负荷过多会增加患肝癌的风险。

⑤远离亚硝胺：亚硝胺具有强烈的致癌作用，腌制品含有亚硝胺类物质，所以肝癌患者最好尽量少吃腌制品，远离亚硝胺。

⑥保持心情愉快：中医认为"怒伤肝"。有精神创伤者发生肝癌的危险性高于无精神创伤者。当乙肝病毒感染与精神创伤同时存在时，危险性骤升。

⑦饮食注意事项：饮食少一点，慢一点，烂一点，凉一点，淡一点。

六、关于肝癌的其他问题

109. 肝癌有哪些转移方式?

①血行转移：肝内血行转移发生最早，也最常见，可侵犯门静脉并形成癌栓。癌栓脱落在肝内可引起多发性转移病灶。门静脉主干癌栓阻塞可引起门静脉高压和顽固性腹水。肝癌细胞侵犯肝静脉后即可进入体循环，发生肝外转移，以肺转移率最高，还可能血行转移至全身各部，以肾上腺、骨、肾、脑等器官较为常见。肝细胞型肝癌以血行转移多见。

②淋巴转移：肝门淋巴结转移最常见，也可转移至锁骨上、主动脉旁、胰、脾等处淋巴结。胆管细胞型肝癌转移以淋巴转移居多。

③种植转移：偶尔发生，如种植于腹膜后形成血性腹水，女性还可能发生卵巢种植性转移癌。

④直接浸润：肝癌一般较少发生邻近脏器的直接浸润，但偶尔可直接蔓延、浸润到膈、胃、结肠、网膜等邻近的组织和器官。

110. 哪些营养素具有护肝的作用?

①蛋白质：蛋白质是生命的第一要素，没有蛋白质就没有生命。肝脏是合成体内很多重要蛋白质的场所。肝脏除合成自身所需的蛋白质之外，还合成多种分泌蛋白质，如白蛋白、凝血酶原、纤维蛋白和血浆脂蛋白所含的多种载脂蛋白等均在肝脏合成。要维持肝脏的正常功能，成年人每天应摄入每千克体重 1.2~1.5 g 的蛋白质。

②B族维生素：B族维生素是水溶性维生素的一个大家族，对维持肝脏正常的生理功能很重要，因为他们中的很多成员是肝细胞中多种酶的辅酶，参与肝脏的碳水化合物、脂肪和蛋白质的代谢。有些甚至还参与肝脏的解毒功能。由于体内基本不能合成维生素，所以必须从食物中摄取。

③维生素 C：肝脏在处理毒素的过程中会产生大量的自由基，如果肝脏中的自由

基长期积累过多，有可能导致肝脏受损。维生素 C 是一种强氧化剂，也是体内最主要的水溶性抗氧化剂。维生素 C 能有效地清除自由基，有防止肝脏受损，保护肝脏的功效。

④微量元素：研究发现，缺乏硒会增加患肝癌的风险，铜和锌的缺乏可能也是导致肝癌的原因。因此，对吃含硒、铜和锌的食物或补充这些微量元素，有助于预防肝癌。

111.哪些好的生活习惯可以让你远离肝癌？

①注意饮食卫生：改进饮水水质，坚决不吃过期发霉的食物和尽量少吃腌制熏烤等食物，这些食物中均含有的黄曲霉毒素和亚硝胺等有害因素会损害肝脏。

②不饮或少饮酒：避免发生酒精性肝炎，损害肝脏的解毒功能等。酒精是促使乙肝病人向肝硬化及肝癌转化的最大危险因素。据报道乙肝患者饮酒的比不饮酒者的癌变率高 3 倍，可见酒对乙肝患者的危害不小。

③防止过多脂肪摄入：加强体育锻炼，避免脂肪肝、糖尿病等肝癌危险因素的出现。

④合理作息不熬夜：疲劳是百病之源，积劳成疾，长期疲劳尤其是熬夜不利于肝脏的休息和自我修复。

⑤增加水果和蔬菜摄入：其中富含的自由基清除剂能有效地预防肝癌。

⑥心情愉悦不生气：怒伤肝，不良的情绪也会对肝脏造成极大的损害。

112.餐馆就餐是不是就很容易染上乙肝？

日常生活中总会听到好心人的告诫："千万不要去外面的餐馆吃饭，那些不卫生，很容易染上乙肝。"事实上，与乙肝病毒携带者一起吃饭、办公、居住，蚊虫叮咬几乎不可能传染乙肝病毒，反而是在不正规的机构穿耳洞、文眉、文身、洁牙等更容易感染乙肝病毒。乙肝病毒的传播途径有三种：血液传播、体液传播、母婴传播。如果一个人吃饭要染上乙肝病毒需要同时满足以下条件：

①某位乙肝病毒携带者，恰巧他体内病毒含量很高，口腔黏膜也刚好有破损，乙肝病毒通过口腔黏膜的破损处留在了餐具上。

②恰好这位乙肝病毒携带者刚用过的餐具没有经过消毒就被另外就餐者使用了（这种情况在我国较常见，特别是卫生条件差的小城市、乡镇餐馆）。

③这位就餐者体内并没有乙肝抗体，而且今天不幸口腔又有伤口。

也就是说，在餐馆吃饭进而感染乙肝病毒，首先要有各种小概率事件叠加在一起又同时发生；其次进入体内的病毒需要达到一定量。而如果共用餐具的人体内有乙肝抗体，那几乎是不可能传染乙肝病毒。绝大多数成年人感染乙肝病毒后，可以将乙肝病毒完全清除，并获得抗体。成年人即使意外接触乙肝病毒，也只有 5%~10% 会发展为慢性肝炎，如果曾接种过乙肝疫苗且体内有抗体，那么对于乙肝病毒的抵抗力就会更强。

113. 患有乙肝的妈妈能进行母乳喂养吗？

母乳喂养对母婴的健康均是有益的，世界卫生组织推荐的母乳喂养时间是至少 6 个月。很多患有乙肝的妈妈都害怕通过母乳喂养将乙肝传染给了孩子。事实上，母婴传播指的是新生儿在生产时感染，约占母婴传播的 80%。且母乳是乙肝病毒水平低、风险低的安全食品，即使乳汁里可能含有乙肝病毒，但是胎儿的消化道是完整的，有屏障作用，也没那么容易感染乙肝。要想让孩子不被乙肝病毒感染，不必过于纠结自己的乙肝病情，关键还是要在新生儿出生后 4 小时内完成乙肝免疫球蛋白和乙肝疫苗的注射，让新生儿获得乙肝抗体。通过规范接种的婴幼儿 90% 以上可以获得对乙肝病毒的抵抗力。

114. 近年来酒精性肝硬化不断增多，人们对于饮酒的认识误区有哪些？

①喝得越多肝的解毒功能越好：大多数酒精性肝病或者是酒精性肝硬化的患者，都是酒量比较好的人。其实酒量好，只代表酒精耐受程度好，乙醇代谢的能力好。所以酒量大并不意味着肝脏对酒精的代谢、解毒能力好，酒精对人体的伤害一点都不会少。对于已经患上酒精性肝病的人，阻止肝损伤最好的方式，还是戒酒并积极的药物治疗。

②红酒对健康有益可以多喝一点：一直以来在人们的印象中，喝红酒有益健康的思维根深蒂固。但是对于酒精性肝病患者来说，这个观点并不适用。因为红酒也是含有酒精的，红酒累积的酒精量带来的不是健康，而是对肝脏的伤害。所以无论酒精来自于白酒、啤酒还是红酒，其后果都是一样的。

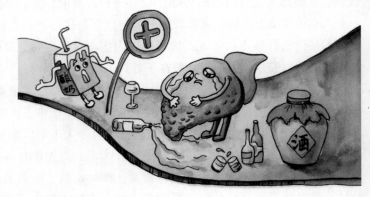

③多喝酸奶解酒保肝：酒精在人的胃内吸收较多、肠道里吸收较少，90%~98% 的乙醇要在肝

脏进行代谢。所以喝酸奶只能减少酒精对胃黏膜的损伤，减缓酒精的吸收速度，不能减少总的酒精吸收量，并不减少肝脏对酒精的处理负担。要避免肝脏的损伤，最好的方式还是减少酒精的摄入。

115. 哪些方法可以帮助患者调节心理不适？

①宣泄法：宣泄是人正常的心理和生理需要。向亲属或朋友倾诉或者在空旷的原野上大声喊叫，都能达到宣泄情绪的目的。

②音乐法：心里难受时不妨听一听自己平时喜欢的音乐，优美动听的旋律可起到调节心理和转换情绪的作用。

③自嘲法：这是一种有益身心健康的心理防御机制，也是一种另类的自我疗法。敢于将自己的问题和缺点以自嘲的方式公之于众，某种程度也意味着对自己有了客观的自我评价和判断。

④观赏法：阅读精彩的图书，观赏轻松的影视剧，容易唤起愉快的生活感觉，释放紧张，排解忧郁，驱赶无聊。

⑤逃避法：这是心理环境免受侵蚀的保护膜，能提高心理承受能力，避免不必要的痛苦和心理困惑。

⑥幽默法：当受挫或处于尴尬紧张的情况时，可用幽默化解，维持心态平衡。

⑦放松法：待在一个幽静的环境，舒适的姿势，排除杂念，闭目养神，尽量放松全身肌肉，采用深呼吸方式。吸气时双手慢慢握拳，微屈手腕，稍稍屏息一段时间，再缓慢呼出，确定自己舒适的状态重复呼吸。

⑧暗示法：选择时机，有意识地用语言、动作、回忆、想象及周围所有物体对自己行积极暗示，可以消除负性情绪。

⑨换境法：适当换一下环境，转移精力，寄托情感，排解不良情绪带来的种种困扰。

⑩随境法：面对生活的不良境遇，以一颗随遇而安的心去面对，可以减少不必要的痛苦。

116. 战胜肝癌，患者家属应该怎么做？

作为患者的家属，不仅要照顾好患者的生活，还要善于观察患者的病情和心理动态，指导患者按要求用药。最好是专人照护，且将患者的有关情况详细记录下来，以便总结经验，发现问题，也利于查房时与主治医生交代病情，这样也有助于医生及时调整治疗计划。

①认真观察肝癌患者的治疗情况及用药情况，如所用药的种类、用药时间、用药的量、用药次数等。哪种治疗患者反应好，哪种治疗患者反应差，并向经治医生反映。

②仔细观察患者的饮食情况，包括食物的种类、数量、进食时间等。如患者感觉良好，病情好转，可继续原有饮食；如患者因饮食不当而病情加重，则要更换饮食。

③观察患者的思想、情绪、精神状态，排除影响情绪的不良因素，创造宽松、舒畅的治疗环境，做好患者的思想工作。

117. 出院后的肝癌患者应该怎样生活？

①经常检查身体：如感不适及时到医院就医，以早期发现、早期手术，这是肝癌术后长期生存的主要方面。

②根据医生的交代，术后进行适当的药物治疗，但不要服过多的药物或所谓的营养药物，以免增加身体的负担。

③坚持正确的体育锻炼：某些运动可以健身，也可以改善心理状态；太极拳也是强身健体的一个好的选择；在空气清新的公园或者湖边散步不仅可以呼吸新鲜的空气，也会让患者的心情变得愉悦。可选其中一到两种长期不懈地锻炼。

④良好合理的饮食：即高蛋白、低脂肪饮食，多吃水果、蔬菜，严禁吸烟、喝酒和吃刺激性食物。

⑤保持良好的心理状态："既来之，则安之"，树立战胜疾病的信心。

⑥良好的人际环境：和家人、领导、同事、邻居等和睦相处，取得他们的安慰、鼓励和支持。

⑦定期复查，发现问题及时处理。

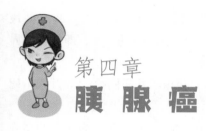

第四章
胰腺癌

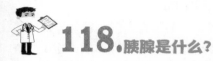

一、基础知识

118. 胰腺是什么？

胰腺是一个狭长的腺体，横置于腹腔后壁 1~2 腰椎体平面，质地柔软，呈灰红色，可分为胰头、胰颈、胰体、胰尾四个部分。胰腺主要有以下两个功能：

①外分泌功能：主要是帮助消化食物。胰腺能帮助机体消化碳水化合物、脂肪、蛋白质和酸性物质。其中，胰腺腺泡可分泌胰液，内含碳酸氢盐和消化酶，主要用于中和胃酸及消化糖、蛋白质和脂肪。胰液每日分泌量为 750~1 500 ml。胰液的分泌受神经和消化道激素双重调节，以消化道激素调节为主，如胃泌素、胆囊收缩素、促胰液素等。

②内分泌功能：主要分泌各种激素。胰腺的内分泌结构称为胰岛，胰岛中含有多种分泌细胞，广泛分布在整个胰腺组织内，有 A 细胞、B 细胞、G 细胞、D 细胞和PP 细胞，分别分泌不同的激素。其中 B 细胞数量最多，其分泌胰岛素，可加速糖原生成，促进糖和脂肪的储存及蛋白质的合成，维持正常的生长发育，是体内唯一可以降低血糖的激素；A 细胞分泌胰高血糖素，胰高血糖素可升高血糖，是胰岛素的拮抗剂；D 细胞分泌生长抑素，以旁分泌的方式抑制 A、B 细胞的分泌；PP 细胞分泌胰多肽，抑制胃肠运动、胰液分泌和胆囊收缩。

119. 胰腺癌的发病情况如何？

胰腺癌是一种恶性程度较高的消化系统癌症，根据胰腺中癌变细胞的类型不同，胰腺癌可以大致分为起源于胰腺导管上皮细胞的胰腺癌和起源于非胰腺导管上皮细胞的胰腺癌。胰腺癌可发生于胰腺的任何部位，胰头部最多，胰体部次之，胰尾部最少，而累及全胰腺的全胰癌十分罕见。胰腺癌发生后5年生存率不足1%，即使在世界上收入最高的国家，胰腺癌的5年生存率依然不足10%。

在我国，胰腺癌的发病率逐年上升，2018年我国胰腺癌新发病例约11.6万人，死于胰腺癌的患者约有11万人。

胰腺癌在我国主要危及中老年人，60岁以上者约占70%，80~85岁为死亡的高峰期，因为其极高的致死率，已经是引起我国人口死亡的十大癌症之一。

120. 开展胰腺癌的筛查面临哪些困难？

由于缺乏能够早发现这种疾病的敏感和特异的肿瘤标志物；胰腺癌又没有特征性的临床症状；首发症状易与其他胃肠、肝胆疾病混淆，疼痛、体重减轻和黄疸是胰腺癌的三大主要症状。因此，胰腺癌的筛查仍然具有极大的挑战性。

胰腺癌的发病率不高、病因复杂，目前尚未形成统一的筛查方案。较为公认的筛查手段是血清标志物 CA19-9 的检测。但由于早期胰腺癌 CA19-9 阳性率低，建议检查时联合其他肿瘤标志物如 CEA、CA125 等一起检测。同时，影像学检查也是胰腺癌筛查的另一种有效手段，主要包括 B 超、CT、MRI、超声内镜等。其中 B 超检查在临床上最常用，但是由于胰腺的位置较深，超声检查时容易受表面胃肠气体干扰，常常看得不够真切，所以在早期筛查方面超声内镜更受推崇。目前多学科专家一致将超声内镜和 MRI 作为胰腺癌早期筛查的工具。

针对的主要筛查目标人群是有遗传倾向、高危因素的人群。但是对于什么年龄段开始筛查、筛查间隔时间及早期病变如何处理等问题仍存在争议。

二、 胰腺癌的相关因素

121. 哪些因素会导致胰腺癌？

胰腺癌的病因尚未明确。不过以下因素是引起胰腺癌的危险因素：

①吸烟：吸烟是主要的胰腺癌危险因素，有大约三分之一的胰腺癌患者发病与吸烟有关。研究发现，吸烟人群中胰腺癌的发生率增加，且大量吸烟人群比少量吸烟人群更容易患上胰腺癌，尤其是每日吸烟大于1包，烟龄20年以上者。

②饮食：比如以高脂肪、肉类、高糖食物为主的美国，其胰腺癌的发病率高于中

国。而饮食中蔬菜和水果摄入较多则胰腺癌的患病风险降低。

③慢性胰腺炎：部分学者认为长期慢性胰腺炎的患者可能癌变，特别有胰管结石的病例可能发生癌变。

④糖尿病：葡萄糖耐量异常可能是缓慢发展中的胰腺癌的症状。因此，老年人在近期发生糖尿病并伴有腹部症状，应怀疑胰腺癌的可能。

⑤遗传因素：胰腺癌可能与多种基因突变引起的遗传病有关，如遗传性乳腺癌和卵巢癌、家族性腺瘤性息肉病、遗传性胰腺炎等可增加胰腺癌发病的危险，易出现家族遗传的倾向。大量研究表明，若家族中一级亲属患胰腺癌，则其他成员患胰腺癌的风险比一般人群高 2~5 倍，并且随着一级亲属患病人数增加而危险性明显升高。

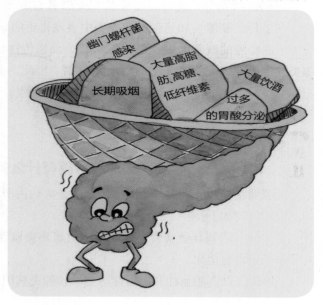

⑥饮酒：一方面，酒精刺激直接损伤胰腺组织，还能诱发胰腺炎，反复发作可能诱发癌变；另一方面，酒精可作为致癌物的溶剂，促进致癌物进入胰腺，在组织损伤的同时，为发生胰腺癌创造条件。

⑦咖啡：常饮咖啡者发生胰腺癌的危险性是不饮咖啡者的 2~3 倍。胰腺癌的发病可能与长期大量饮用咖啡有关，但偶尔适量饮用咖啡，并不会造成影响。

⑧职业暴露：工作中经常接触甲醛、萘胺及苯类化学物质会增加罹患胰腺癌的可能性。

122.什么年龄段的人更容易患胰腺癌?

胰腺癌可发生于任何年龄，但 45 岁以前的发病者较少见，80% 的患者发生在 50 岁以后。胰腺癌的发病率随着年龄的增长而明显升高，60~65 岁为胰腺癌的高发年龄，70~80 岁为胰腺癌发病的高峰期。我国 60 岁以上的胰腺癌患者约占 70%，80~85 岁为胰腺癌死亡的高峰期。患者年龄大、可能合并其他基础

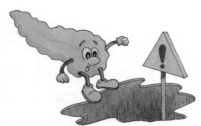

疾病也是胰腺癌死亡率较高的原因之一。

123. 慢性胰腺炎与胰腺癌有什么关系？

首先，二者几乎拥有共同的危险因素，如长期大量吸烟和饮酒、糖尿病、胆囊结石、高脂肪饮食等。此外，慢性胰腺炎患者常常出现一些基因突变和染色体的不稳定，在遗传性胰腺炎和热带性胰腺炎中表现得更明显。现有研究发现，慢性胰腺炎患者患上胰腺癌的概率比一般人群高 20 倍，而遗传性、热带性胰腺炎等较少见的慢性胰腺炎发生癌变的可能性较普通人群高 50 倍。因此，这类人群一定要到正规医院治疗，定期复查，做到早发现、早治疗，警惕癌变的发生。

124. 急性胰腺炎和胰腺癌有什么关系？

胰腺癌是导致急性胰腺炎的原因之一，大约占所有急性胰腺炎发作的 3%，其发生的原因和机制如下：

①主胰管堵塞导致胰管高压，癌肿阻塞胰腺血管导致胰腺缺血，癌肿直接激活胰酶导致胰腺自身消化。

②同时合并高脂血症和胆石症等急性胰腺炎病因。

③自身免疫性胰腺炎的基础上发生胰腺癌。

④内镜逆行胰胆管造影（ERCP）检查后的后遗症。

胰腺癌合并急性胰腺炎除了影像学变化之外，还有特殊的血液生化方面的变化，如血尿淀粉酶持续升高，特别是胰腺炎症状完全缓解后；血清 CA19-9 的持续进行性升高。

125. 胆管结石有导致胰腺癌的风险吗？

胆管结石可导致胰腺癌，原因可能是慢性胰腺炎引起胆管结石，而结石反过来加重胰腺炎症，慢性炎症不断刺激导致癌症的发生。胰管结石合并胰腺癌的发病率在 10%～15%，发病年龄以 30～40 岁较多，这种情况采取外科手术治疗是唯一的根治方法。

胆汁中含有致癌因素，因胆汁可逆流至胰管，而胰腺组织较胆管对致癌因素更为敏感，所以胰腺癌较胆管癌多见。同时，在胰腺癌中，接触胆汁机会更多的胰头部分，癌变发生率更高，而癌又多起源于导管而非腺泡。

126.如何诊断胰腺癌?

胰腺癌的诊断主要以影像学检查为主,主要包括以下影像学检查:

①腹部超声:可发现胰腺低密度区、胰腺肿大、胰管扩张等,但对胰腺癌的诊断率常常低于60%。

②腹部CT:可发现直径1~2 cm的胰腺占位性病变,诊断准确率高于腹部超声,并且可以对癌症分期、血管浸润、肝转移进行比较精确的评估。

③腹部MRI:与CT检查的效果类似,但对肝转移的诊断率优于后者,其中的磁共振胰胆管成像(MRCP)检查可以清楚地显示胰胆管的走行,便于了解胰管梗阻的情况。

④ERCP:可以发现胰腺管有压迫或堵塞的情况,仔细观察十二指肠乳头区及胰管和胆管的形态变化,还可以对不能手术的患者进行胰管和胆管的引流。同时,ERCP过程中还可以进行胰管的刷洗和活检,从而找到癌细胞,对胰腺癌进行准确的诊断。

⑤在CT或超声的引导下用细针抽吸(FNA)细胞学检查:通过细针穿刺抽取活检,可以提高胰腺癌的诊断率。

⑥超声内镜检查:超声内镜是在胃镜引导下的超声,可以隔着胃壁通过超声探头发现胰腺内约1 cm大小的微小病变,还能了解病变与周围组织的结构关系,对早期胰腺癌的诊断率较高。

127.超声内镜检查对于诊断胰腺癌有多重要?

①超声内镜是将内镜和超声相结合的消化道检查技术,它是将微型高频超声探头安置在内镜的顶端,当内镜插入体腔后,除了内镜可以直接观察消化道黏膜病变外,还可以利用内镜下的超声对黏膜内甚至周围组织进行实时扫描。超声内镜从胃肠道入手,探头紧贴胃壁或十二指肠壁,可对胃周腹腔进行实时扫描,清晰显示全部胰腺组织、胆管全长及胆囊。

②胰腺组织隐藏在胃后壁的后方、腹腔的最深处,周围包绕着众多重要的脏器和血管,如胆总管、十二指肠等,因此,不仅较小的癌肿难以被其他检查发现,体外定

位穿刺活检难度也较高且容易损伤其他脏器。在超声内镜探头旁加入穿刺针，可以在超声引导下隔着胃壁行胰腺癌组织的穿刺活检术，整个操作不但准确性高，还不易误伤周围重要脏器，是目前胰腺穿刺活检的重要手段。

③国外的一项胰腺癌筛查试验显示，相较于 CT 和 MRI，超声内镜发现胰腺癌的准确率更高，而 MRI 的诊断准确率又高于 CT 检查。因而现在许多专家一致将超声内镜和 MRI 作为胰腺癌早期筛查的工具。

128. 患者在做超声内镜检查前需要做什么准备？

①患者需禁食禁饮 4~6 小时，检查前一天晚饭应进食少渣易消化的食物，如白米粥、烂面条、藕粉。

②口服抗凝剂者如需穿刺活检，则需停用阿司匹林 7 日以上、华法林 5 日以上、低分子肝素或利伐沙班 24 小时以上。

③有高血压、糖尿病的患者，检查前需按时用药控制血压和血糖。

④术前 15~30 分钟可使用解痉剂、祛泡剂或镇静剂以减少胃液分泌及胃蠕动，增加内镜视野清晰度。

⑤检查前 5 分钟患者口含服利多卡因胶浆局部麻醉及润滑食管，以减少入镜不适感。

⑥行上消化道超声内镜检查时患者通常取左侧卧位，双下肢微曲，解开衣领，放松腰带，头稍后仰，方便内镜进入。

⑦入镜后不能用牙齿咬镜，身体及头部亦不能随意转动以影响内镜操作。如有不适症状，且不能忍受时，可用手势向手术医师或护士示意。

⑧普通内镜检查完成后 2 小时内禁食、禁饮；如镜下行穿刺活检术，术后 4 小时禁食、禁饮。

129. 胰腺经皮穿刺活检术和超声内镜下细针穿刺术有哪些优缺点？

①胰腺经皮穿刺活检术：指在 CT 或 B 超引导下，使用穿刺细针经皮肤到达肿瘤位置，获取肿瘤组织。此种操作简单快捷，适用于大多数患者，但由于穿刺路径长，穿刺针常常无法避开肿瘤周围重要脏器或血管，容易导致穿刺失败。

②超声内镜下细针穿刺术：指在胃镜帮助下，通过超声引导穿刺针隔着胃后壁穿刺进入胰腺癌病灶内获取癌组织。此种操作适合那些可以配合胃镜检查的患者。由于仅仅隔着胃后壁这层组织对胰腺癌进行操作，超声显像清晰，穿刺路径短，可以避开大多数癌肿周围组织，穿刺成功率高，是目前胰腺癌穿刺的首选方法。

胰腺癌的诊断性穿刺并不一定要穿刺胰腺组织，对晚期伴有转移的胰腺癌患者来说，转移灶穿刺也是较好的选择，如肝脏、肺、淋巴结等组织穿刺的安全性和成功率相对更高。

130. 什么是MRCP检查？

MRCP 的全称是磁共振胰胆管成像，其实就是利用磁共振技术来显像胰腺和胆管的结构，并通过特殊的算法形成 3D 的胰胆管图像。当人体出现黄疸时常常提示胆管某个部位出现了阻塞，究竟阻塞在哪个位置，能不能疏通，都需要依赖影像学检查来明确。

MRCP 对胰胆管的显像具有不可比拟的优势，甚至无须增强（注射造影剂）即可显示胰胆管的形态，还可以通过 3D 重建技术消除单一面观察时周围结构如胃、十二指肠等对胰胆管的遮挡，让我们能够从不同角度、不同方向观察重塑后的胰胆管结构，了解胰胆管狭窄部位及程度，以帮助明确诊断并指导治疗。

131. 胰腺癌患者为什么要做胸部CT检查？

肺脏是胰腺癌的第二高发转移脏器，是临床筛查的重点，胰腺癌患者在以下诊断和治疗过程中需要进行胸部 CT 检查：

①胰腺癌筛查诊断时：初诊胰腺癌时，此时胸部和盆腹腔 CT 检查是为了了解癌症是否已经转移，患者是否还存在胰腺癌根治手术的机会。

②完成新辅助治疗欲行手术切除时：手术前复查胸部 CT 也很重要，此时的检查是为了再次确认胰腺癌有没有远处转移，胰腺癌有无根治手术的机会。

③晚期胰腺癌姑息治疗随访时：无法手术的胰腺癌往往恶性程度高，癌肿进展迅速，在化疗的过程中随时复查胸部 CT 更为重要。晚期患者一旦出现肺部转移或肺部转移病灶增多则提示化疗疗效不佳，需及时调整治疗方案。

四、胰腺癌的治疗

132. 胰腺癌有哪些治疗方案可以选择？

①外科手术治疗：手术是胰腺癌主要的治疗方法，也是唯一可能根治的方法。若

手术切除彻底，胰腺癌患者将有获得长期生存的可能，由于腹膜后器官手术风险比较大，胰腺癌手术是所有癌症手术中最难操作的一类。需要根据胰腺癌的分期和患者的身体情况决定是否手术。

②化疗：对不能手术切除的胰腺癌，或者为预防术后复发，均可进行化疗。对胰腺癌的化疗主要是期望能降低术后胰腺癌的复发与转移的发生率。

③放疗：放疗是胰腺癌的主要治疗方法之一。主要用于符合手术条件胰腺癌患者的术前放疗、术中放疗及根治性手术后的补充放疗。

④免疫治疗、中医治疗等：作为辅助治疗，可以提高机体免疫力，改善抗癌症的免疫功能，以最大限度提高胰腺癌的治疗效果，减轻痛苦，改善生活质量及延长生存时间。

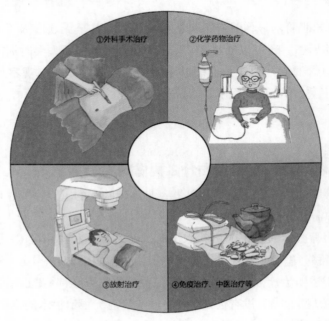

①外科手术治疗　②化学药物治疗
③放射治疗　④免疫治疗、中医治疗等

133. 胰腺癌外科手术治疗的方式有哪些？

①胰十二指肠切除术，切除位于胰头、胰颈部癌肿。胰十二指肠切除术是胰腺癌的首选根治性切除术，简称 Whipple 术。经过近 60 年临床研究与实践，不断总结经验，通过加强术前胆管减压、熟练手术操作、完善术中麻醉及有效的术后营养支持，胰腺癌的手术相关死亡已经低于 5%。

②胰体尾加脾切除术，切除胰腺体、尾部癌肿。

③全胰切除术，切除范围较大，包括胰头、颈、体部癌肿。

④姑息性手术，行胆肠、胃肠吻合，解除消化道和胆道梗阻，术中还可以将放射性粒子种植于癌组织内部，抑制癌组织生长。

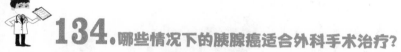

134. 哪些情况下的胰腺癌适合外科手术治疗？

手术能否做，术前医生会评估。原则上符合以下条件可考虑手术：

①年龄＜75岁，全身状况良好。

②临床分期为Ⅱ期以下的胰腺癌。

③无肝转移，无腹水。

④术中探查癌肿局限于胰腺内，未侵犯肠系膜门静脉和肠系膜上静脉等重要血管。

⑤无远处播散和转移。

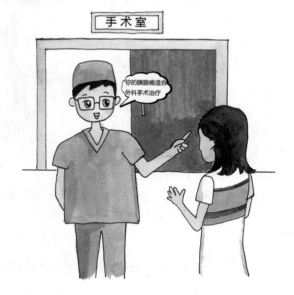

135. 胰腺癌手术治疗有哪些优缺点？

优点：①疗效直接，是首选的治疗方法，尤其是早期手术切除完全的癌症有彻底治愈的机会。

②癌肿对手术切除没有生物抵抗性，不像癌肿对放化疗存在有敏感性的问题。

缺点：①手术风险较高，危险性大。

②手术对人体创伤大，使患者免疫力降低，对疾病抵抗力下降。

③手术易产生一系列手术并发症，如术后出血、胰漏、胆漏、吻合口狭窄和胃瘫等。

④为局部治疗手段，只适用于早期癌肿范围局限，且身体状况能够耐受的患者。

136. 什么是腹腔镜下胰腺癌根治术？

我国开展腹腔镜胰腺癌手术始于2002年，最先开展的是无须做消化道重建的相对简单的腹腔镜下根治性胰体切除术，故手术难度相对较低。随着手术技术的成熟，胰头癌的"巅峰手术"——胰十二指肠切除术也可以顺利在腹腔镜下完成。这种手术不仅要在腹腔镜下完成癌肿的切除和淋巴结的清扫，还要完成"胰腺空肠吻合""胆管空肠吻合"和"胃空肠吻合"，三个吻合手术难度极大。

腹腔镜下胰腺癌根治术的微创优势很明显，符合现在的加速康复外科的发展理念。有研究显示，腹腔下胰腺癌根治术在癌肿的完全切除率、并发症发生率、近远期生存率方面都与开腹手术类似，甚至在淋巴结清扫数目和术后生活质量方面要优于开腹手术，术中失血量和输血比例也要明显低于开腹手术。

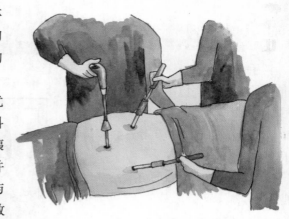

137. 胰腺癌术后饮食上需要注意什么？

①胰十二指肠根治术后：这种手术术后禁食时间一般会较长。一般情况下，术后 3~4 天胃肠道蠕动才可恢复，当肛门排气后，才可以喝水，喝水无异常之后才可逐渐转为无油的流质饮食，如藕粉、米汤等淀粉类食物，或水果汁、蔬菜汁等无渣的饮品。待患者胃肠道逐渐适应后，饮食才可慢慢转为低脂半流质饮食或低脂普食，如粥、稀饭、蒸蛋、面条等易消化的食物，这一阶段进食宜少食多餐（每天 6~8 餐），以易消化食物为主，适当添加一些瘦肉糜、蛋白粉等营养成分。出院后患者饮食还需逐步调整，如增加每餐进食量，并减少进餐次数，必要时辅以一些助消化的药物，如胰酶胶囊，逐步调整到正常饮食。若进食后出现饱胀感，则可暂停进食，加大活动量或增加进餐间隔时间，待饱胀感消失后再次进食，切忌进食后立即平卧。这一阶段饮食主要是保证一天总的能量供应，主要以低脂、高蛋白质饮食为主，建议进食家禽类的瘦肉如鸡鸭肉，以及鱼肉等，避免肥肉、内脏、油腻和过度辛辣的食物。

②根治性胰体尾脾切除术后：这类手术后的患者辅以助消化药物，如胰酶胶囊，很快即可以恢复到术前正常进食水平，恢复期间也是以能量充足供给为主，注意营养均衡。

138. 胰腺癌术后患者如何随访？

胰腺癌患者接受根治性手术后无论后续如何化疗，只要没有发现复发和转移的征象，即可按照根治术后的随访形式进行随访，随访模式如下：

①术后第一年在术后 1 个月、3 个月、6 个月、9 个月、12 个月进行一次随访，1 年后每半年随访一次，至少持续 5 年。

②每次随访都需要复查血常规、肝肾功能、肿瘤标志物和腹部 B 超，每半年，即手术后 6 个月、12 个月、18 个月、24 个月等，或若怀疑有癌症复发等异常情况时，则需加做上腹部增强 CT 检查。

随访中要注意以下情况：

①注意肿瘤标志物的变化：术前异常升高的 CA19-9 等肿瘤标志物通常都会在术后降至正常，或接近正常。如果在随访中肿瘤标志物出现明显的上升趋势，则需要警惕复发。

②注意 B 超和 CT 检查的异常征象：影像学检查除了可以发现癌症复发征象外，还可以提示术后的一些并发症，如术后脂代谢异常可导致脂肪肝，术后肠粘连可导致肠梗阻，营养不良可导致腹水，胰腺癌术后可出现胰体尾萎缩等。

③注意实验室检查的异常指标：术后还可以通过各项实验室指标来随访残余胰腺的内、外分泌功能的变化。如血糖增高提示内分泌功能受损，需要口服降糖药或注射胰岛素，如进食后出现腹胀不适，且放屁、排便腥臭，则提示外分泌功能受损，要加大胰酶胶囊的口服用量。

139.诊断为晚期胰腺癌怎么办？

近年来，胰腺癌发病率呈逐年上升的趋势。早诊断、早治疗是提高和改善胰腺癌预后的关键。但是由于胰腺癌早期症状不明显，很多患者确诊之时已经是中晚期从而丧失了根治的机会。

即便如此，晚期患者也不能放弃治疗的机会，因为随着医疗技术的发展，可采用的治疗手段越来越多。很多情况下，通过内科、外科、化疗、放疗、护理等多学科协作治疗可以在一定程度上遏制癌症的进展，提高患者的生活质量。

可以进行一些姑息性手术来缓解患者的症状，如对梗阻性黄疸进行胆管空肠吻合术以减轻黄疸，或者在内镜下放置支架，缓解肠道梗阻。对于无法手术的晚期胰腺癌患者，也应该通过活检的方法取得癌组织行病理学检查，以明确诊断，进一步行个体化的治疗。抗癌治疗配合缓解症状的对症治疗，可以在提高患者生存质量的前提下，尽可能地延长生存时间，为患者争取最大的获益。对于那些终末期的患者，做好临终关怀、减轻痛苦也十分重要。

140. 什么是胰腺癌多学科协作治疗？

多学科协作（MDT）是指以患者为中心，针对特定疾病，依托多学科团队，制定规范化、个体化、连续性的综合治疗方案，是国际顶尖综合医院和专科医院的共识。

以往对胰腺癌的诊治往往存在较多问题，如就诊科室或医生不同，治疗方案差异较大；存在多种治疗手段，手术、化疗、介入治疗、靶向治疗、生物治疗等，患者不知道该如何选择；患者对单一学科或医生的治疗效果有所担忧。

胰腺癌MDT诊治的出现很好地解决了这些问题，每一例胰腺癌患者，均采用会议讨论的方式，各学科的专家，通常包括肿瘤外科、肿瘤内科、介入科、放疗科、影像科、病理科及护理专家，大家充分解析患者的病情，商讨治疗方案，最后达成一致，给患者一个最佳的治疗方案，使患者受益最大化。

141. 什么是胰腺癌放疗？ 放疗有哪些优缺点？

胰腺癌放疗的癌肿凋亡率较高，但胰腺周围，如小肠、胃、肝、肾等器官的放射耐受性较低，给放疗带来不利。近年来随着放疗技术的发展，术中放疗及在CT精确定位下放疗的开展，使放疗成为胰腺癌治疗的主要手段之一。尤其是胰腺癌术中放疗，可提高癌肿局部控制率30%~60%。总的来说，目前胰腺癌放疗主要有以下三种方法：

①术中放疗：充分显露癌组织，移开周围胃肠等正常组织，将限光筒准确地对准癌床，术中一次大剂量15~25 Gy（Gy指辐射剂量，1 Gy表示每公斤物质吸收了1 J的辐射能量），照射时间4~6分钟。术中放疗应包括腹主动脉、腹腔动脉旁及肠系膜上动脉在内的区域。根据国内外报道，术中放疗止痛效果为60%~98%，中位生存期为3~11个月。

②术后外部放疗：手术后2周开始外部放疗，腹前加腹两侧野等多中心照射，每次1.8~2 Gy厘戈瑞，每周3次，治疗4~6周，可连续治疗，也可分段治疗。术中加术后放疗，可以减轻患者疼痛，使癌肿缩小。

③精确放疗：近年来，随着CT等影像技术的飞速发展，对癌肿可进行精确的三维定位，由计算机控制的放射线可准确照射到靶组织而对周围组织无明显损害。

优点：①作用直接、迅速，对一些敏感度较高的早期胰腺癌治疗效果较好。

②术前、术中、术后均可运用。术前应用放疗可以缩小癌肿体积，降低手术切除

难度，提高手术切除率；术中放疗可减少癌细胞播散的概率；术后放疗可抑制残余病灶，降低复发率。

缺点：①放疗只对低分化的胰腺癌疗效较好，分化程度较高的癌组织对放疗不敏感。

②"敌我不分"，对人体正常器官组织的细胞也会造成损害，同时会损伤人体免疫系统。

③放疗容易引起一系列的并发症，如血细胞及血小板减少、放射性皮炎、脱发、疲劳、胃肠道反应等。

142. 相比传统放疗方式，粒子植入治疗有哪些优点？

胰腺癌粒子植入治疗是指将微型放射粒子植入胰腺癌组织内部，通过放射性粒子源发出持续低能量的射线，使癌组织遭受最大程度的辐射损伤和破坏，而正常组织不受损伤或仅受轻微损伤，以达到治疗胰腺癌的目的。按植入的方式可分为经皮穿刺植入法和术中植入法，按粒子植入时间可分为永久性植入法和非永久性植入法。相对于传统放疗，它具有以下优点：

①治疗定位精确。

②粒子种植范围小，放射总剂量减小。

③癌肿区域剂量虽然增高，但是不增加正常组织损伤。

④个体化制定治疗方案，剂量分布更加均匀、合理。

⑤与手术化疗配合有互补的作用。

⑥保护机体的功能及形态。

粒子植入治疗胰腺癌是安全、有效、可靠的微创治疗方法，可明显提高患者的生存质量，延长生存时间，将成为胰腺癌治疗的重要手段。

143. 胰腺癌放疗患者需要注意什么？

①**减少紧张情绪**：放疗前患者可以和医生充分沟通，了解放疗的过程和注意事项，避免紧张和恐惧的情绪。

②**护理照射区域皮肤**：照射区域皮肤需保持清洁、干燥，避免物理和化学刺激。如穿着细软内衣，避免局部皮肤暴晒，避免涂抹碘酒或使用刺激性洗护用品等。

③**注意饮食和休息**：应进食高蛋白、高碳水化合物、高维生素、低脂肪、易消

化的食物，少量多餐，禁烟、酒和辛辣食物。保证充分的休息将有助于机体功能的恢复。

④保留定位标志：放疗前患者需配合医生在 CT 下行病灶的定位，保留好定位后在体表所留的标记线以指导后续放疗。

⑤及时发现和处理不良反应：放疗后部分患者会出现皮肤红肿和破溃，部分患者会出现恶心、呕吐、腹痛不适等症状，及时发现并向医生汇报，医生会尽早处理病症，调整治疗方法和剂量，避免严重不良反应的发生。

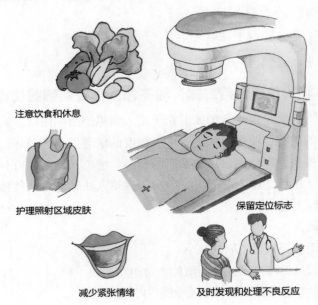

注意饮食和休息

护理照射区域皮肤

减少紧张情绪

保留定位标志

及时发现和处理不良反应

144. 什么是胰腺癌区域性化疗？

胰腺癌的区域性化疗是指通过胰腺的主要供血动脉给予高剂量的化疗药物，以达到精准有效地抑制癌细胞的生长，延长患者的生命。

①目前系统性化疗效果较差的原因可能与全身应用化疗药物时，进入胰腺癌组织的化疗药物太少有关，而通过区域性化疗可以使高浓度的化疗药物直接进入胰腺癌组织。

②系统性化疗时由于化疗药物引起的全身不良反应，限制了化疗药物的用量，而区域性化疗药物首先作用于胰腺癌组织，可明显减少全身不良反应，并因此可以增加化疗药物的有效剂量。

③通过区域性化疗可使化疗药物更有针对性，还可以增加药物的有效用量，提高化疗疗效，同时可以减少化疗药物的不良反应。

145. 胰腺癌化疗前需要完善哪些相关辅助检查？

①血常规检查：可以提示造血功能是否正常，有没有存在隐性的感染。

②肝肾功能检查：可提示是否存在肝脏和肾脏功能的异常，轻度异常时可以药物治疗，重度异常时则可能需要调整抗癌药物的品种和剂量，甚至终止治疗。

③肿瘤标志物检查：可以粗浅地提示抗癌治疗的效果。

④心电图、心脏彩超检查：可以排除严重的心脏疾病。有些化疗药物具有心脏毒性，因此，在化疗前还需行心脏彩超检查，以确保心脏功能可以承受此类药物的毒副作用。

⑤乙肝病毒的检查：化疗过程中由于免疫抑制，很多平时无须治疗的乙型肝炎会暴发为重症肝炎而危及生命。

⑥白蛋白、电解质、凝血功能等检查：可评价患者营养状态，并排除血栓风险。

⑦影像学检查：评估癌症的基线特征，包括各个病灶的位置和大小，方便对化疗后的疗效评估。检查包括腹部或盆腔 CT 或 MRI、胸部 CT 等。

146. 胰腺癌常用的化疗药物有哪些？

①铂类：此类药物可以和 DNA 链交联，从而阻断 DNA 的复制和转录。胰腺癌常用的是顺铂和草酸铂。

②抗代谢类：是最早被发现且使用时间最长的抗癌药物之一。主要通过阻碍细胞的代谢过程，干扰细胞的 DNA 合成，导致癌细胞功能丧失而死亡。胰腺癌常用的是氟尿嘧啶类（口服的有替吉奥、卡培他滨）和吉西他滨。

③生物碱类：此类药物很多来源于植物，如夹竹桃树叶和紫杉树皮，主要通过干扰细胞增殖过程中的有丝分裂，进而抑制或破坏癌细胞的生长。胰腺癌常用的药物是伊立替康和紫杉醇。

临床上一般推荐化疗药联合使用以达到疗效的最大化，从而更好地抑制癌细胞的生长，达到治疗的目的。

147. 胰腺癌常见的化疗不良反应有哪些？

化疗药物多为细胞毒性药物，在杀死癌细胞的同时也会对人的正常细胞造成损害，以下为常见的化疗药物不良反应：

①白细胞下降：化疗导致白细胞下降，患者免疫力低下，容易发生感染。可以打

"预防性升白"针减小因白细胞严重缺乏造成感染的风险。

②血小板减少：血小板控制着人体的凝血系统，血小板过低时身体的细小损伤都可能导致出血不止。当血小板低于 $20 \times 10^9/L$ 时，容易发生颅内出血危及生命。化疗完不等血小板下降就预防性输入血小板可以减小因血小板严重缺乏所造成的出血风险。

③贫血：饮食上给予足够的营养可以缓解，多食用富含叶酸的食物如菠菜、花椰菜、胡萝卜、豆类、坚果类、动物肝脏、动物血、黑芝麻等。当血红蛋白低于 60 g/L 时为重度贫血，需要输血治疗。

④胃肠道反应：恶心、呕吐是化疗最常见的不良反应之一。临床上需要根据不同的用药方案和患者的特征来选择合适的止吐方案，常用的有 5-羟色胺抑制剂 +NK₁ 抑制剂 + 地塞米松 + 奥氮平联合止吐治疗。

⑤腹泻：胰腺癌化疗中常引起腹泻的药物是伊立替康和氟尿嘧啶，其中伊立替康出现腹泻的概率较高、较为严重，引起的延迟性（用药后 5~7 天）腹泻可能是致死性的，需要警惕，出现腹泻应遵医嘱补充水、电解质和应用止泻药治疗。

⑥神经毒性：化疗药物的神经毒性常见的有手足麻木、皮肤烧灼感，严重者可致运动障碍、感觉消失。奥沙利铂是常用药之一，临床神经毒性表现分级见表3。

表 3　奥沙利铂专用感觉神经毒性分级

等级	分级依据
0级	无感觉异常
1级	感觉异常或感觉迟钝（遇冷引起），1周内可完全消退
2级	感觉异常或感觉迟钝，21天内可完全消退
3级	感觉异常或感觉迟钝，21天内不能完全消退
4级	感觉异常或感觉迟钝，伴有功能障碍

五、胰腺癌的预防

148. 出现哪些情况应该警惕患上胰腺癌？

①最近出现持续的上腹部疼痛或背部疼痛，年龄超过 35 岁，经超声和内镜检查已

排除胆石症或溃疡病者。

②无法解释的体重下降，且超过自身体重的 5%，特别同时伴有厌食和消化不良者。

③有过 1 次急性或亚急性胰腺炎发作，而非胆石或乙醇引起者。

④最近有过伴有消化不良的糖尿病发作，而患者没有肥胖或家族史的潜在因素。

⑤当出现不能用肝炎和药物解释的黄疸，特别是不伴随腹痛的黄疸，要警惕胰头癌的可能。黄疸一般呈进行性加重，出现皮肤瘙痒、小便颜色变深、大便色浅甚至呈陶土样。

⑥其他表现：胰腺炎发作，消化道出血，贫血、发热；血栓性静脉炎或动静脉血栓形成，小关节红、肿、热、痛，关节周围皮下脂肪坏死，原因不明的睾丸疼痛等，都有可能是胰腺癌引起的伴随症状。

149. 对胰腺的哪些病变需要定期复查以预防胰腺癌的发生？

①慢性胰腺炎伴胰管扩张：慢性胰腺炎出现胰管扩张时常伴胰管结石，结石对胰管的长期慢性刺激可导致胰管上皮增生，增加细胞恶化的风险。因此，针对这类患者，至少半年需要复查胰腺薄层 CT 扫描。

②胰腺囊性病变：包括胰腺囊肿、胰腺囊腺瘤、胰腺假性囊肿等。单纯的胰腺囊肿恶变概率较小，无须定期复查；胰腺囊腺瘤具有恶变倾向，需要定期复查胰腺 CT，对于近期逐渐增大的囊腺瘤，需要完善超声内镜检查以评估是否具有恶变倾向；对于不能自行吸收的胰腺假性囊肿需要定期复查胰腺 CT。

150. 普通人群应该如何预防胰腺癌？

①及时检查：即使不是因胰腺问题而到医院做 B 超、CT 或腹部平片检查，也应顺便检查一下胰腺是否正常。如果怀疑胰腺有问题，应做胰胆管造影检查。

②治疗相关疾病：有胆石症者应尽早进行手术治疗；胆囊、胆管有炎症者，应进行及时、足量的抗炎、利胆治疗。

③少吃高蛋白、高脂饮食：饮食中应保证鱼、肉、蛋、蔬菜、水果、粮食的合理搭配，不偏食、不挑食，少吃煎、炸、烤制的食品，多用蒸、煮、炖，适当增加粗粮、蔬菜和水果的摄入量。

④多吃蔬菜：多吃黄色和深绿色蔬菜，可以减少患胰腺癌的风险。经常食用山药、玉米、胡萝卜、洋葱、菠菜、甘蓝、花椰菜等蔬菜，可以起到很好地预防胰腺癌的作用。吃水果也有助于预防胰腺癌，尤其是橘子和其他柑橘类水果。

⑤戒烟禁酒：烟草中含有多种致癌物质，吸烟（包括二手烟和三手烟），会增加患胰腺癌的风险。饮酒容易引发急性胰腺炎，急性胰腺炎对胰腺造成的损伤容易引发癌变。

⑥维持身心健康：坚持锻炼身体，每周锻炼 5 次以上，每次 30~45 分钟，可选择散步、慢跑、游泳等。同时，还要经常心情舒畅，保持情绪良好。

⑦不要暴饮暴食：暴饮暴食是导致慢性胰腺炎的主要原因，当胰腺在慢性炎症的长期刺激下，就会增加患癌的危险。

⑧少接触有害化学物质：研究显示，长期接触萘胺和苯胺等化学物质，患胰腺癌的风险比一般人高 5 倍左右。如果工作需要长时间接触这些化学物质者，必须做好防护措施。

151. 如何尽早发现家族遗传性胰腺癌？

①看与患者的血缘关系：如果与患者是一级亲属关系，其患病概率较二级亲属高 18 倍，较三级及以上亲属高 57 倍。所以，如果父母、兄弟姐妹被诊断为胰腺癌时需提高警惕。

②看亲属患病类型：若亲属被确诊为遗传相关的胰腺癌，则需要马上行相关的基因检测以排除遗传此类基因。

③看亲属胰腺癌的发生年龄：遗传性癌症常发生在年轻人，且发病越早，预后越差。如相继有中青年的亲属罹患癌症时需当心遗传性可能。

④看亲属患病人数：当 2 个及以上亲属罹患胰腺癌时，需警惕排查遗传性因素。

152. 胰腺癌的一级预防是什么？

一级预防是指病因预防，就是要防止或去除一切与胰腺癌发生相关的自身和环境因素，这是预防疾病发生和消灭疾病的根本措施。

①避免高脂肪、高动物蛋白、低纤维素饮食：饮食中肉、蛋、粮食等要合理搭配，不偏食，不挑食，少吃煎、炸、烤制食品，适当增加粗粮和蔬菜、水果的摄入。

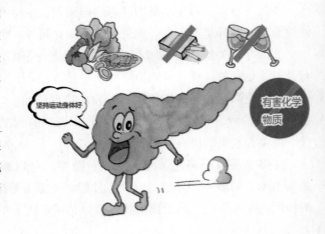

②不吸烟：烟草中含多种致癌物质，会使胰腺癌的患病风险增加 2~3 倍，并且随着吸烟量的增加和时间的增长，患胰腺癌的风险就越高。

③规律饮食且不饮酒：暴饮暴食和酗酒是导致慢性胰腺炎的主要原因，而慢性炎症对胰腺的长期刺激会增加致癌危险。

④少接触萘胺和苯胺等有害化学物质：研究显示，长期接触苯胺和萘胺的染料工人比常人更容易患上胰腺癌，如实在必要接触这些物质，需做好防护措施。

⑤坚持锻炼身体，保持良好的情绪：锻炼身体可以提高机体的免疫力，良好的情绪可以维持身体内分泌的平衡，增强机体抗癌能力。

153. 胰腺癌的二级预防是什么？

二级预防又称"三早"预防，即早发现、早诊断，早治疗。有资料显示，直径 < 1 cm 的胰腺癌患者根治术后 5 年生存率高于 80%，而晚期胰腺癌的 5 年生存率不足 5%，可见胰腺癌"三早"预防的意义重大。

①必须重视对高危人群进行筛查：如有胰腺癌家族史、曾患慢性胰腺炎者、突发糖尿病患者等，都应定期到医院进行胰腺癌筛查。

②应警惕胰腺癌的"报警症状"：如出现上腹部疼痛、腰背部隐痛、食欲减退、腹胀、皮肤和巩膜发黄、大便颜色变浅、不明原因的乏力、体重下降等，均应警惕胰腺病变的可能，应及时到正规的医院就诊，完善相关检查，如 B 超、CT 或 PET-CT、MRI 等检查，尽早明确诊断，以免延误治疗。

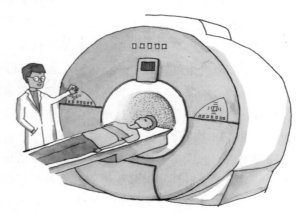

154. 胰腺癌的三级预防是什么？

三级预防主要是对症治疗，防止病情恶化及肿瘤复发和转移，预防并发症和后遗症的出现。当胰腺癌已经发生，我们亦需要有相应的对抗措施。

①对于早期胰腺癌应积极行外科根治性手术治疗，术后定期随访，预防复发和手

术并发症的发生。

②针对无法切除的胰腺癌瘤患者
应给予放疗、化疗和合理的阶梯止痛法
等治疗手段缓解疼痛及其他相关症状。
③晚期胰腺癌患者可以行姑息性手
术治疗加化疗及中医药治疗等提高
生活质量，延长生存时间。

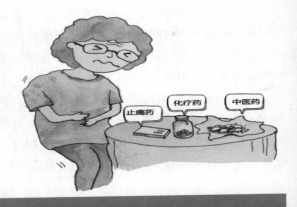

六、 关于胰腺癌的其他问题

155. 胰腺癌为什么会引起黄疸?

皮肤和巩膜黄染常常是胰腺癌的首发症状，这种症状临床上称为黄疸，在实验室
检查中以总胆红素异常升高为主要特征。胆红素是胆色素的一种，可分为间接胆红素
和直接胆红素，是人体胆汁中的主要色素。间接胆红素是被人体回收的坏死的血红蛋
白，它们被运送到肝脏后，被加工为直接胆红素。正常情况下，这些直接胆红素通过
肝内胆管、胆总管最终排入十二指肠，在肠道内再吸收或随粪便排出体外。

当坏死的红细胞导致血红蛋白异常增多（溶血反应）或者胆红素的排泄受阻（胆
总管结石、胆管癌症）时，胆红素就会反流进入全身组织和血液中，并在皮肤和黏膜
处体现出来，即出现我们所说的黄疸。

胰腺癌所引起的黄疸往往与胆红素排泄不畅相关。在解剖结构上，胰头靠近胆总
管的起始部，胰头肿块更容易压迫胆总管而引起梗阻性黄疸。当癌肿进一步侵蚀胆总
管后，甚至可以完全阻塞胆总管，加重黄疸症状。当然，少部分晚期胰腺癌患者出现
肝脏广泛转移，癌肿侵犯肝内胆管时亦可引起进行性加重的黄疸症状。

156. 胰腺癌患者为什么会产生腹水?

①癌肿转移至肝脏，导致肝功能受损，引起肝源性腹水。

②癌肿压迫血管等导致血液回流不畅，血管壁大量渗液引起腹水。

③癌肿转移至腹膜，并在腹膜中大量增殖，形成转移灶。腹膜转移灶刺激腹膜可
导致大量渗出，由于癌症病灶本亦可破溃、渗血，故常常引起血性的腹水。

④晚期胰腺癌患者一般情况差，形成恶病质、低蛋白血症，引起腹水。

如果胰腺癌患者开始出现腹水则需提高警惕，注意鉴别病因，如果在腹水中探及癌细胞则大多数病期已属晚期，需评估患者病情，给予姑息治疗。

157. 哪些人更容易患胰腺癌？

①长期大量吸烟人员。

②长期大量饮酒人员。

③长期接触有害化学物质或暴露于放射线下工作人员。

④年龄大于 40 岁，有上腹部非特异性不适，或慢性胰腺炎患者，尤其是慢性遗传性胰腺炎和胰腺钙化显著的患者，无家族史、无肥胖的突发糖尿病患者，特别是年龄大于 60 岁并很快发生胰岛素抵抗的患者。

⑤长期高脂肪、低纤维素饮食的肥胖患者。

⑥家族性腺瘤性息肉病患者。

⑦长期非特异性腹部不适人群。

⑧有胰腺癌家族史人员。

⑨65 岁以上的老年人。

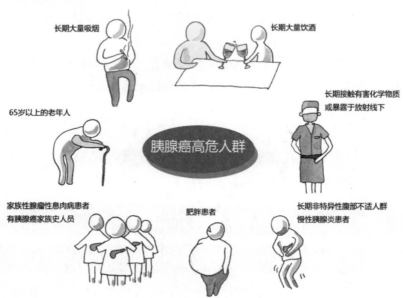

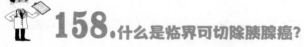

158. 什么是临界可切除胰腺癌？

临界可切除胰腺癌是指处在可切除和不可切除胰腺癌之间的一种特殊类型，它主要符合以下特点：

①无远处器官如肝脏、脑、骨骼、腹膜的转移。

②肠系膜上静脉和门静脉局限受累，虽然狭窄、扭曲或闭塞，但其远端和近端正常，可切除重建。

③癌肿包裹胃十二指肠动脉或肝动脉被局限性包裹，但癌肿未浸润腹腔动脉干。

④癌肿紧贴肠系膜上动脉，但肿块包裹肠系膜动脉未超过二分之一。

近年来，随着化疗和外科手术技术的进步，各大指南均推荐对临界可切除胰腺癌可以先进行新辅助化疗，再根据化疗后影像学检查评估之后，如癌肿缩小符合根治性手术的标准再进行外科手术治疗。

159. 为什么化疗前要留置深静脉输液导管？

化疗就是通过静脉输注化学治疗药物的过程，化疗药物多为生物碱制剂或细胞毒制剂，对浅静脉血管有较强的腐蚀性和刺激性，短期输注有可能会造成血管炎，长期输注或渗漏会造成血管及周围皮肤的坏死和溃破，危险性大。

上腔静脉和下腔静脉是化疗置管时经常选的深静脉，因其管腔粗，血流快，化疗时输注的药物很快会被经过的血流稀释不易造成血管壁的损伤。深静脉置管就是将输液管直接留置在这类大血管中，这样输液时不但避免了浅静脉输注时的反复扎针，还可以防止药物外渗、静脉炎等不良反应。

目前常选择的深静脉置管有：经外周静脉穿刺置入中心静脉导管（PICC）、中等长度导管（MC）、中心静脉导管（CVC）、植入式静脉输液港（IVAP）。

160. 常用的几类深静脉置管有哪些优点和缺点？

常用的几类深静脉置管的优点和缺点见表4。

表4　常用深静脉置管的优点和缺点

置管类别	优点和缺点
经外周静脉穿刺置入中心静脉导管（PICC）	是从肘部的某条静脉穿刺，将导管沿手臂血管上行至上腔静脉留置。优点：①可选择的穿刺血管范围大，穿刺成功率及安全性均高；②导管可保留6~12个月；③可以洗澡（只需穿刺点避水）；④血栓概率低。缺点：每周需专业机构消毒、冲管维护

续表

置管类别	优点和缺点
中等长度导管（MC）	是从肘窝处上下两横指常规穿刺或采用超声引导技术从上臂置入贵要静脉、头静脉或肱静脉内，导管尖端位于腋静脉胸段或可到达锁骨下静脉。优点：穿刺速度快、安全性较高、维护成本较低。缺点：①有发生液体外渗的风险；②可能发生机械性静脉炎；③部分病人（淋巴水肿、感染、静脉炎等）无法长期留置；④缺乏专门穿刺人员
中心静脉导管（CVC）	多是从锁骨下静脉穿刺，导管沿锁骨下静脉进入上腔静脉留置。优点：穿刺置管路径短，穿刺成功率高。缺点：①穿刺点周围有大动脉、肺，穿刺危险性高；②留置时间不超过1个月，化疗周期需反复置管；③穿刺点需避水（不能洗澡）；④血栓概率高；⑤每日需肝素冲管维护
植入式静脉输液港（IVAP）	是通过小手术将输液泵埋入胸前区皮下组织，泵的输液导管留置并进入锁骨下静脉或上腔静脉内。优点：①输液泵隐于皮肤；②可保留5年；③血栓率低，不输液时只需每月护理1次；④患者可以洗澡。缺点：①置入操作繁复；②置管价格昂贵，输液时需在输液港表皮扎针（有轻度刺痛感）

161. 胰腺癌主要有哪些转移方式？

①淋巴转移：为早期最主要的转移途径，癌肿沿淋巴管扩散，并停留在胰腺周围的淋巴结，大约一半的胰腺癌患者术后会发生淋巴结转移。

②浸润转移：胰腺内扩散和胰腺周围组织浸润转移。多数胰腺癌早期即可穿透胰管壁，以弥漫浸润的方式沿胰腺内淋巴管向胰内转移；当癌肿增大并突破胰腺本身后，可浸润胃、结肠、门静脉、下腔静脉、主动脉、肝十二指肠韧带、十二指肠、肠系膜上血管等周围器官和组织。

③神经转移：沿神经扩散是胰腺癌转移的特有方式。

④种植转移：癌细胞可脱落种植到腹腔的其他部位。

⑤血行转移：常由门静脉转移至肝，再由肝转移至肺，继而再播散至全身，如肾上腺、肾、脑及骨骼等组织。

162. 胰腺癌会传染吗？

不会。病原体要传染首先要满足3个条件：传染源、传播途径和易感人群，三者缺一不可。病原体必须在离开传染源后，能够在通过空气、水源、血液、分泌物等途径或媒介向外扩散的过程中存活下来，而后在新的人体中留存并繁殖，能满足这些条件的病原体多为细菌、病毒和寄生虫等。

首先胰腺癌细胞本身不是生命体，它只是分裂异常的癌细胞；其次，这些癌细胞局限在患病组织内很难有机会排出体外；最后，即使这些癌细胞能够进入其他人体，由于机体的免疫排斥作用，这些细胞也很难在另一个身体内存活并繁殖。

163. 什么是胰腺癌患者体能状态评分？

由于相同病期的不同胰腺癌患者的个体体能状况（PS）相差较大，在这种情况下需要一种筛选模式来提示不同的患者可以耐受哪些强度的治疗方法，PS 就是一个较好的初筛标准。

PS 评分是评价患者体力活动状态的一种评分体系，通常采用美国东部肿瘤协作组（ECOG）评分系统，该系统共分为 5 分（见表 5）。通常认为 ≤ 2 分的患者一般情况较好，可以接受化疗。一般也认为只有 PS ≤ 1 分、疼痛控制良好、胆道通畅、体重稳定的患者才属于体能状态良好。

表 5　患者体能状态（PS）评分

分数	评分依据
0分	活动能力完全正常，与起病前活动能力无任何差异
1分	能自由走动及从事轻体力活动，包括一般家务或办公室工作，但不能从事较重的体力活动
2分	能自由走动及生活自理，但已丧失工作能力，日间可以起床活动的时间不少于一半
3分	生活仅能部分自理，日间一半以上的时间卧床或坐轮椅
4分	卧床不起，生活不能自理
5分	死亡

164. 胰腺癌患者康复期可以进行哪些运动？

适当合理的运动不仅有利于增强患者的免疫力、促进胃肠蠕动、保持良好的心情，还可以改善患者的疲劳症状，有利于患者重返社会。不过患者在锻炼身体时需要根据个人的实际情况，做到"适当运动，充分休息"的原则，切不可操之过急。康复期的胰腺癌患者主要有以下运动方式可以选择：

①主动运动：是患者自发的运动方式，可以选择的运动多种多样，如走路、小跑、游泳、瑜伽、练太极拳等，运动时应循序渐进，最终达到全身活动的目的。也可以通过洗碗、扫地、叠衣服等轻体力的家务劳动来锻炼身体，同时也增进了和家人的感情。

②协助运动：是半自助的运动，主要针对一般情况较差的肌肉无力的患者。运动时可以由他人搀扶或利用器械协助，以自我锻炼为主，外力为辅，将四肢大小关节向各个方向屈伸。

③被动运动：是全靠外力帮助来完成的运动，适合长期卧床、瘫痪的患者。活动时需要家属或医护人员帮助患者将四肢大小关节向各个方向屈伸，同时四肢肌肉也需要进行适当按摩，以保证肌肉张力，避免进行性萎缩。

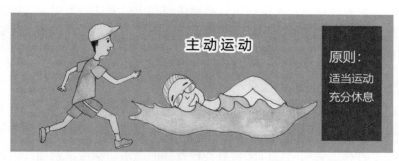

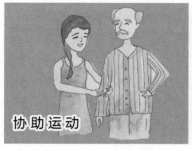

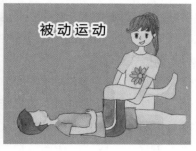

165.胰腺癌患者家属需要注意什么？

无论是在住院期间还是出院康复阶段，患者家属对胰腺癌患者的日常照顾在癌症治疗过程中起着非常重要的作用，其细微程度是影响患者康复的重要因素之一。家属如何做好患者的照护，需要做好以下这几点：

①努力调整自身情绪：当患者确诊为癌症时，医生将病情告知家属，家属应努力调整好自己情绪，以免影响到患者。癌症患者往往比较敏感，在日常生活中，家属应

合理调整心态，不要努力去掩饰焦虑的情绪，要保持平常心，这样才能更坦然地面对患者，面对今后的生活。

②积极疏导患者情绪：患者得知自己病情后难免会有悲观恐惧的情绪，部分患者甚至消极治疗，产生厌世情绪。在这种情况下，家属要耐心疏导患者。有条件的家庭可以求助心理医生，帮助患者从不安和痛苦中走出来，树立战胜癌症的信心。当患者经历化疗不良反应时，患者也可能出现大的情绪波动。这时家属更需要给予充分的理解和关心，在耐心疏导情绪的同时，及时和医生交流病情，积极用药和接受治疗。

③合理安排患者饮食和起居：治疗间歇期家属可为患者提供美味、易消化且富有营养的饮食。同时家属还要提供生活上的便利，让患者可以培养爱好，适当运动，建立规律而又充实的个人生活。

④定期协助患者就医：在疾病治疗或随访过程中患者还需要定期去医院复诊。在此期间家属需要合理安排时间陪同，尽量避免在患者出现不适或病情发生变化时无人陪伴而出现心情低落。

166. 胰腺癌患者治疗期间能否过性生活，能否生育？

胰腺癌患者在生病期间也可能会有各种各样的需求，性需求就是其中之一。现代医学认为禁欲容易导致内分泌紊乱更易诱发疾病。对于胰腺癌患者来说，应该节欲而不是禁欲。根据患者的个人情况适当的性生活有助于患者宣泄情绪，乐观面对生活，对疾病有利无弊。

在治疗期间生育是需要慎重考虑的。因为患者在接受放疗、化疗或手术期间，自身体力状况、免疫功能均受到不小的打击，化疗药物对生殖细胞有显著的杀伤和致畸作用，放疗对生殖器官也有很大损伤，女性患者常常可以表现为绝经或者月经紊乱，故此时不适合生育。一般建议在病情稳定后 3~5 年，至少放化疗结束后 3 年再考虑，同时需要做好胚胎基因筛查以免疾病遗传而影响后代的生长发育。

第五章
结直肠癌

一、基础知识

167. 什么是结直肠？

结直肠，即结肠、直肠，统称大肠。其主要功能为吸收肠内容物的水分和无机盐，参与水、电解质平衡的调节；吸收由结肠内微生物合成的维生素 B 复合物和维生素 K；完成对食物残渣的加工，形成并且暂时储存粪便，以及将粪便排出体外。此外，结肠还具有一定的分泌功能，结肠黏膜有大量的杯状细胞，能分泌富含碳酸氢盐的黏液，可使黏膜润滑，以便于粪便的推动，而且能保护肠黏膜。

168. 什么是结直肠癌？

顾名思义，结直肠癌（指结肠直肠癌）就是长在结肠和直肠上的癌，一般医学上的"癌"习惯上指恶性肿瘤。通俗来说，癌是机体在致癌因素作用下局部组织异常增生而引起的严重疾病。医学上通常又将结直肠癌叫作大肠癌，将肛门往上大约 20 cm 之内发生的结直肠癌称为直肠癌，将 20 cm 以上的结直肠癌都叫作结肠癌。

绝大部分结直肠癌都是从肠息肉或炎症演变而来的，大致过程：息肉→小腺瘤→大腺瘤→低级别上皮内瘤变→高级别上皮内瘤变→早期腺癌→晚期腺癌。这个过程很长，至少需要 10 年，甚至 20 年、30 年。因此只要做到早期预防、早期筛查，是完全有可能避免患上结直肠癌的。结直肠癌也是国际公认的可通过人群筛查来早期发现，从而降低死亡率的癌症之一。

169. 结直肠癌的发病现状及发病特点如何？

2020年全球癌症统计报告显示，结直肠癌仍然是最常见的消化系统癌症，全球约有193万人患上结直肠癌和93.5万人死于结直肠癌，约占癌症新发病例和死亡人数的十分之一。

在我国，结直肠癌发病率排在癌症发病率的第三位，死亡率排在癌症死亡率的第三位。我国结直肠癌的发病情况与其他国家相比，主要有以下特点：

①发病年龄提前：国外结直肠癌平均发病年龄在55~60岁，我国平均发病年龄在45岁左右。因此，年轻人需提高警惕，积极参加结直肠癌早期筛查具有重要意义。

②低位结直肠癌多见：欧美国家大多数为结肠癌，直肠癌中也多见高位直肠癌。我国直肠癌发病率占结直肠癌的60%以上，且以低位直肠癌常见，因此直肠指诊易于发现。

③低分化、恶性程度高的类型多见：我国30岁以下的患者中，黏液腺癌和低分化癌约占40%，大于国外比例。

④患者以晚期较多：在我国3期患者约占60%，在青年人结直肠癌患者中，3期、4期患者高达80%。

170. 结直肠癌是如何分期的？

在医学上我们根据肿瘤的局部浸润深度（T）、淋巴结转移（N）和远处转移（M）来进行分期，这种"TNM"分期法将结直肠癌分为4期（Ⅰ、Ⅱ、Ⅲ、Ⅳ期，见表6）。一般来说，Ⅰ期相当于"早期"，Ⅱ期和Ⅲ期相当于"中期"，Ⅳ期相当于"晚期"。

表6　结直肠癌的分期

分期	分期依据
Ⅰ期	癌肿局限在肠壁内
Ⅱ期	癌肿穿透肠壁，但没有淋巴结转移
Ⅲ期	癌肿已经扩散附近淋巴结，但没有扩散至身体其他部位
Ⅳ期	癌肿已经扩散到身体其他部位，如肝脏或肺

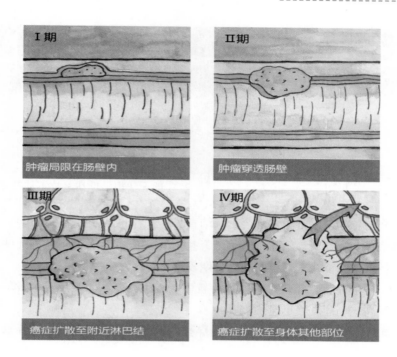

171. 不同分期的结直肠癌有什么差别?

结直肠癌患者术后 5 年生存率（即术后还能存活 5 年的人数所占比例）随着分期的逐渐升高而下降（见表 7）。有研究显示，早期（Ⅰ期）结直肠癌患者的 5 年生存率大于 90%，而晚期（Ⅳ期）患者的 5 年生存率不足 10%。结直肠癌不同分期患者的复发率见表 8。

表 7 文献报道的各期结直肠癌 5 年生存率

分期	5年生存率
Ⅰ期	93.2%
ⅡA期	84.7%
ⅡB期	72.2%
ⅢA期	83.4%
ⅢB期	64.1%
ⅢC期	44.3%
Ⅳ期	8.1%

表 8　不同分期患者的复发率

分期	复发率
Ⅰ期	5%~10%
Ⅱ期	10%~20%
Ⅲ期	30%~40%
Ⅳ期	一般无法根治性切除故不涉及复发

除了疾病的分期，以下因素也会影响结直肠癌患者的预后：

①临床症状：据统计，有症状患者 5 年生存率较无症状者低。因为无症状者，能通过查体、纤维结肠镜检查等早发现，分期较早，转移发生率低，预后好。

②年龄：一般而言，年轻患者的预后较中老年患者差，因为年轻患者就诊时多偏晚，恶性程度高，癌症发展迅速。

③肠梗阻及肠穿孔：发生肠梗阻及肠穿孔的患者一般预后较差，因为这类患者发现时病情较晚。

④癌肿部位：临床上发现结肠癌的预后比直肠癌好，直肠癌也是越靠近肛门部预后越差，并且局部复发率高，主要和不同部位的临近解剖结构和血供情况相关。

172. 早期结直肠癌有哪些症状？

①排便习惯改变：大便次数由原来的每天一次变成两三次，每次大便完后有大便不尽的感觉。

②粪便带血：结直肠癌早期病变仅限于黏膜，可无症状或仅有排便习惯的改变，当癌肿生长到一定程度时，即可出现便血，黏附于大便表面。

③黏液便和脓血便：癌肿破裂时，大便中常带着鲜红色或暗红的血液和黏液，并且粪血相混。

④腹泻与便秘交替：如果有腹泻与便秘交替出现等症状，就可能是因癌肿的生长影响了肠道的正常生理功能，就应该考虑癌变的可能。

⑤腹痛、腹胀：结直肠癌患者因肠道梗阻会出现腹胀、腹痛，其中腹痛发生率较腹胀的发生率高，疼痛部位多在中下腹部，程度轻重不一样，多为隐痛或胀痛。

⑥贫血、消瘦：随着病程进展，患者可出现慢性消耗性症状，如消瘦、乏力、贫血及发热，甚至出现恶病质，并常伴随着疲劳和体重骤降，与便血、摄入不足以及消耗过多有关。

二、结直肠癌的相关因素

173.结直肠癌的发生取决于哪些因素?

结直肠癌的发生主要取决于遗传学因素和生活方式。遗传学因素我们很难改变，可以控制和干预的关键是生活方式。

可以控制的结直肠癌风险因素：

①超重或肥胖：肥胖可导致人体内激素水平的变化、破坏细胞周期、引起代谢异常和炎症反应，从而增加脂溶性致癌物质潴留，诱发癌症。其次，肥胖者饮食结构常常不合理，特别是高热量、高脂肪、低纤维素饮食，可改变大肠肠道菌群组成，生成致癌物质，增加结直肠癌的发病风险。减轻体重能预防结直肠癌。

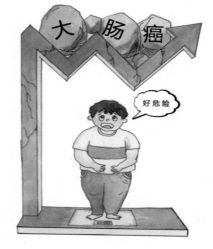

②不爱运动：建议每周进行 90 分钟健步走或 60 分钟慢跑。有研究显示，每天进行 30~60 分钟的中等强度以上运动可以减少 30%~40% 结直肠癌的发生风险。这可能与运动增加了胃肠道的活动性有关。运动还能减少体内脂肪的贮存，降低了具有潜在致癌作用的激素水平，从而避免了结直肠癌的发生。

③吃得太"好"：吃大量红肉（烹饪前呈现出红色的肉，如猪肉、牛肉、羊肉）和加工肉类。

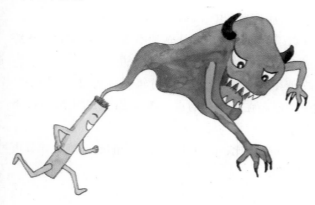

④长期吸烟：烟草中含有多达 55 种致癌物，吸烟是肺癌、食管癌等多种癌症的致病因素。有研究发现，罹患结直肠癌的风险随吸烟量的增大而显著提高。不过吸烟虽是结直肠癌的危险因素，但是吸烟是可防可控的，只需要保持良好的生活习惯，远离烟草等简单

有效的措施即可有效预防结直肠癌。

⑤大量饮酒：结直肠癌已被证实与酗酒相关。

⑥心情低落：情绪低沉也是癌症的促发因素。

不可控制的结直肠癌风险因素：

①年龄增大：年龄＞50岁。

②遗传：有一级亲属罹患结直肠癌。

③罹患结直肠息肉、炎症性肠病等慢性肠病。

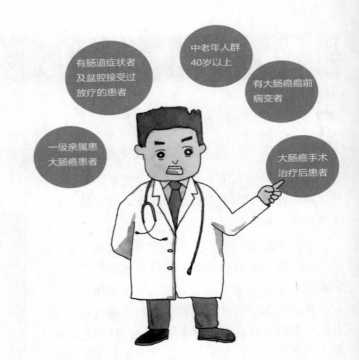

有肠道症状者及盆腔接受过放疗的患者

中老年人群40岁以上

有大肠癌癌前病变者

一级亲属患大肠癌患者

大肠癌手术治疗后患者

174. 哪种年龄段的人易患结直肠癌？

超过 90% 的结直肠癌新发病例的年龄都在 45 岁以上，其中主要集中在 60~74 岁的年龄范围内，说明结直肠癌是一个中老年易患的疾病。超过 95% 的结直肠癌死亡患者的年龄在 45 岁以上，其中 75 岁以上年龄段的死亡占比为 40.1%，表明年龄越大，疾病的预后越差。

但随着目前年轻人工作压力大，生活、饮食不规律等原因，加上环境污染、食品安全问题，年轻人的结直肠癌发病率也逐渐呈上升趋势，且年轻人患结直肠癌具有以下四个特点：

①恶性程度高：在确诊的青年人结直肠癌患者中，超过 6 成已经转移扩散。

②漏诊多：临床统计发现，35 岁以下结直肠癌患者从感到不适到就诊，直到最终确诊，平均时间为 5~15 个月，70% 患者被误诊为痔疮、肠炎等疾病。

③早期发现少：直肠指诊没有被列入常规体检选项中，青年人对疾病缺乏警惕，而女青年更是羞于检查，被确诊的患者已经在中晚期的占了 50% 以上，而 20 岁以下的患者，一旦确诊，几乎全部是中晚期。

④浸润型癌肿多：和中老年人结直肠癌相比，青年人结直肠癌的癌细胞分化程度更低，浸润能力更强，更容易扩散，预后更差。

175.哪些食物容易导致结直肠癌？

①高蛋白质、高脂肪饮食：欧洲和北美等以肉食为主的发达国家的结直肠癌发病率远高于非洲、亚洲等食用脂肪较少的国家。随着我国经济的发展，饮食结构的改变，餐桌上肉类食物大大增多，从而导致结直肠癌发病率呈上升趋势，且经济发达地区发病率明显高于欠发达地区，其致病原因可能是未消化的蛋白质和脂肪进入结肠后，在肠道细菌分解的作用下产生大量致癌物质，从而导致结直肠癌的发生。

②腌制食品：腌制食物中含有大量的亚硝酸盐，其在人体特定的 pH 及微生物的作用下则会生成致癌物质亚硝胺，从而增加患结直肠癌的风险。

③烘烤、油炸、烟熏食品：油脂在反复高温加热后会产生毒性较强的二聚体、三聚体等聚合物，促进结直肠癌的发生发展。大部分油炸和烤制食品中均含有高浓度的丙烯酰胺、二甲基肼等较强的致癌物质。

除了以上食物容易导致结直肠癌外，久坐不动的生活方式也是结直肠癌的危险因素之一。久坐不动会导致身体超重或肥胖，也会增加患癌风险。适当运动可促进肠蠕动，缩短粪便在胃肠道堆积的时间，减少粪便中的致癌物质对肠道黏膜的刺激，从而降低结直肠癌患病率。

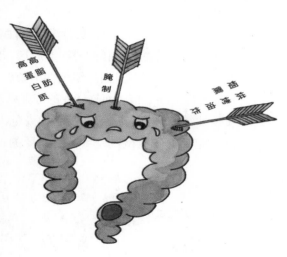

176.哪些疾病容易导致结直肠癌？

①便秘：长期、慢性便秘虽然不会显著增加结直肠癌的发病风险，但慢性便秘会引起肠道息肉发生率增加，肠道息肉有部分可能发展为结直肠癌，因此该给予重视。对于习惯性便秘的患者，应当参加适当的体育锻炼，合理饮食，有意识地培养良好排便的习惯，合理饮食，注意补充膳食纤维。含膳食纤维最多的食物是麦麸、水果、蔬菜、燕麦、玉米、大豆、果胶等。

②慢性腹泻：服用药物缓解腹泻不明显且超过 4 周称为慢性腹泻，慢性腹泻与结直肠癌的发生有一定的关联。慢性腹泻者可以考虑做肠镜检查，以便对结直肠癌做到

及早发现、及时治疗。

③慢性肠炎：有研究发现慢性结肠炎与结直肠癌关系密切，并发现慢性结肠炎患者发生结直肠癌的概率比正常人高 6 倍，出血性溃疡性结肠炎的癌变危险性则更大。这可能与炎症长期刺激肠道黏膜并促使肠道黏膜异型增生和癌变有关。因此，肠炎的患者更应该注重结直肠癌的筛查，必要时到医院进一步行肠镜检查，防患于未然。

177. 溃疡性结肠炎与结直肠癌有什么关系？

①溃疡性结肠炎是一种病因尚不明确的肠道炎症性疾病，临床表现为腹泻、腹痛、黏液脓血便，病情轻重不一，时常反复，有时还合并关节炎等肠外表现。这种疾病发生的高峰年龄是 20~30 岁，男性多于女性。

②溃疡性结肠炎主要破坏的是肠黏膜层，疾病在缓解的时候黏膜可以修复，但会产生瘢痕，在后期可形成息肉。溃疡性结肠炎会引发癌变，此类患者结直肠癌的发病风险是一般人群的 5~6 倍，而且病变的范围以及病程的长短与之相关。

③溃疡性结肠炎患者是结直肠癌的高危人群，对于这类患者要时刻注意结直肠癌的预防，定期的肠镜检查是十分有必要的，一旦发现有癌变趋势就应及时进行手术切除。

三、结直肠癌的相关检查

178. 有哪些方法可以发现癌前病变和早期结直肠癌？

癌前病变是指一些与一般病变相比，容易或可能发生癌变的病变。癌前病变是一种概念，只要组织含有异型增生的病理改变，就可以认为是癌前病变。从正常黏膜到肉眼可见的腺瘤性息肉形成需 5~20 年，从腺瘤到浸润性癌形成需要 5~15 年。筛查癌前病变有助于结直肠癌的早期发现，早发现、早诊断、早治疗可提高结直肠癌患者 5 年、10 年的生存率。以下是临床上常用的发现早期结直肠癌和癌前病变的筛查方法：

①粪便隐血试验：粪便隐血试验快速简单、价廉、无创、易操作，是目前结直肠癌筛查中使用最广泛的一项试验。但是，粪便隐血试验的准确性不是非常高，如果发

现粪便隐血试验阳性者需要进一步行肠镜检查以排除结直肠癌和癌前病变。

②**肠镜检查**：肠镜检查是诊断结直肠癌和癌前病变的最直接、最准确的方法，是结直肠癌诊断的"金标准"。美国癌症协会建议45岁以上的人群每 5 年做一次肠镜检查，以便早期发现结直肠癌和癌前病变。

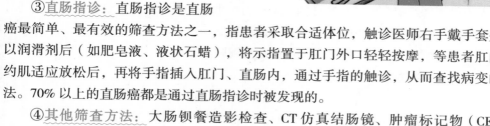

③**直肠指诊**：直肠指诊是直肠癌最简单、最有效的筛查方法之一，指患者采取合适体位，触诊医师右手戴手套并涂以润滑剂后（如肥皂液、液状石蜡），将示指置于肛门外口轻轻按摩，等患者肛门括约肌适应放松后，再将手指插入肛门、直肠内，通过手指的触诊，从而查找病变的方法。70% 以上的直肠癌都是通过直肠指诊时被发现的。

④**其他筛查方法**：大肠钡餐造影检查、CT 仿真结肠镜、肿瘤标记物（CEA、CA19-9）。

179. CT检查在结直肠癌检查中起什么作用？

CT 在结直肠癌的诊断中占有极其重要的地位，尤其是多层螺旋 CT（MSCT）能够大大缩短扫描时间，从而提高患者的依从性和图像质量；扫描速度快、时间短，不仅能够进行多层扫描，而且可以在结直肠强化的最佳时间进行扫描，大大提高了癌肿的检出率，对于病灶性质的确定有着单层螺旋 CT 无法比拟的优势。相比常规 X 线、对比钡剂灌肠检查和纤维结肠镜检查，多层螺旋 CT 扫描不仅能够观察肠腔内病变，还能观察沿肠壁生长的病变与自肠壁向外生长的病变，最重要的是还能观察到病变与周围脏器的关系，观察有无周围脏器及淋巴结的转移等。

经静脉内注射含碘对比剂后，在一定时间内进行 CT 扫描，称为 CT 增强扫描。通过比较平扫与增强后组织的 CT 改变，评价不同组织和不同病变组织的强化程度和强化表现。一般对结直肠癌病变行 CT 检查时，大多数都先行平扫再行增强扫描。增强扫描的作用有：①能发现平扫时不能发现的等密度病灶；②可清晰显示病变边界，对病变大小的显示更加准确；③帮助了解病变的组织成分、血供特点、质地、生长特性等；④有助于诊断和鉴别诊断。

180. 什么是CT仿真结肠镜?

CT 仿真结肠镜(CTVC)是将 CT 技术与先进的影像软件技术相结合,产生出的结肠的 3D 和 2D 图像。作为结直肠癌新兴的一种检查手段,它具有以下优缺点:

优点:①无明显禁忌证,而且因为检查造成的肠道损害的可能性较小,对于年老体弱、心肺功能不全、脑血管病变后遗症行动不便、急性肠梗阻或其他原因不能耐受传统检查的患者也适用。

②痛苦及创伤较小。

③较为准确地显示病变形态、范围及生长情况。

④提供周围组织、脏器与病变的关系,为手术提供更为准确细致的参考,尤其对判断低位肠梗阻的部位和原因发挥着重要的作用。

缺点:①不能直接接触病变获取组织进行细胞学检查。

②不能显示病变色泽和质地。

③对于病变的良恶性辨识度低。

④对于病变局限于黏膜、黏膜下层的早期癌诊断较为困难。

⑤检查费用较为昂贵。

181. MRI检查对结直肠癌有什么临床意义?

结直肠癌 MRI 表现为肠壁的局限性或全部肠壁弥漫性不规则增厚和伴有蕈伞状肿块,管腔不规则狭窄。结直肠癌术后易复发,MRI 有助于鉴别术后复发与术后纤维瘢痕形成,在结直肠癌治疗中有着重要意义。诊断结直肠癌术后复发的标准是:T2WI(MRI 检查中常见的一种描述术语)病灶为圆形或椭圆形高信号,呈膨胀性改变;T1WI 为低信号,有强化效应,且强化的病灶部分占整个病灶 40% 以上。结直肠癌术后纤维瘢痕的形态不规则,向内收缩,于 T1WI 和 T2WI 均呈低信号且血供较少,增强扫描不强化。总之,随着 MRI 机器的普及和技术的发展,MRI 在结直肠癌的诊断和临床治疗方面将发挥越来越大的作用。

182. 什么是肠镜检查? 当出现哪些情况时需要到医院做肠镜检查?

肠镜检查是利用一条长约 140 cm,可弯曲,末端装有一个光源带微型电子摄影机的纤维软管,由肛门缓缓进入大肠,以检查大肠各部位的病变。肠镜检查是结直肠癌筛查最准确的方法，也是发现早期肠癌最直接、最有效的手段。在美国，肠镜检查是结直肠癌筛查的首选方式，因为它可以完整、清晰地将整个肠道内部观察清楚，并对可疑部位进行拍照、录像以及取组织进行病理检查。当出现以下情况时应到正规医院行肠镜检查：

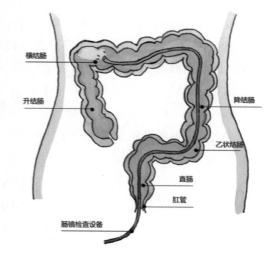

①大便带血、黑便症状者，或粪便隐血试验呈持续阳性者。

②大便次数多、大便不成形或腹泻者。

③长期或近期出现排便困难者，或原有的排便规律改变者。

④长期腹痛、腹胀者。

⑤不明原因消瘦、贫血者。

⑥不明原因腹部包块，需明确诊断者。

⑦结直肠癌术后需要定期复查肠镜者。

⑧大肠息肉术后需定期复查肠镜者。

⑨结直肠癌、大肠息肉患者的直系亲属（父母、子女、兄弟姐妹）建议定期进行肠镜检查。

⑩"结直肠癌筛查风险评分"确定的高危人群，建议做肠镜检查。

183. 哪些人是结直肠癌的高危人群?

①结直肠癌高发区的中老年人群（40 岁以上）。

②有结直肠癌癌前病变者。

③结直肠癌手术治疗后患者。

④有一级亲属患结直肠癌者。

⑤炎症性肠病（克罗恩病和溃疡性结肠炎）、有肠道症状者及盆腔接受过放疗的患者。

184. 什么是胶囊肠镜检查?

胶囊肠镜外观类似胶囊，大小略大于普通药物胶囊，一端有摄像头，另一端带有配套的记录仪。行此项检查时，病人吞服胶囊，随身携带配套记录仪，胶囊肠镜借助消化道的蠕动在其中进行，同时拍摄图像记录消化道内壁的情况，胶囊最终会随着消化道的蠕动排出体外。

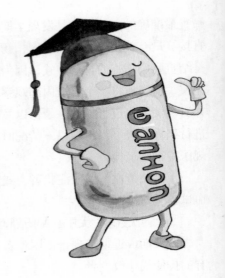

优点：相对于传统的消化道内镜检查，胶囊肠镜操作简单、无创、无痛苦、视野更广。

缺点：虽然能清晰记录肠道内壁的图像，但对病变定位较为困难，如果肠道准备不充分，摄像头易被肠内黏液、粪便等糊脏，影响图像质量，且目前的胶囊肠镜不能取组织活检，此外，其检查价格昂贵。

185. 肠镜检查需要注意什么？

①心理准备：肠镜检查会带来一定的痛苦和不适感，患者易产生恐惧和抵触心理。大部分肠镜检查是很顺利的，一般 10~20 分钟即可完成。在接受肠镜检查前和检查时要放松心情、消除顾虑，这有助于快速顺利完成检查。

②饮食准备：检查前 1~3 天开始低纤维饮食，不要吃蔬菜、水果、坚果、粗粮等，宜进食稀饭、烂面条、蒸蛋等低渣、低纤维饮食。特别注意检查当日不能进食。

③肠道准备：指通过饮食调整和药物，使肠道内粪便排空，使肠腔内达到一种清洁的状态，以便肠镜检查时更好地发现病变。肠道准备的好坏直接关系到肠镜检查的质量。通常在检查前 4 个小时开始服用泻药，一般在服用泻药 4 个小时后结肠才可以达到一个最清洁的状态。患者在服药后可能感到恶心、有饱胀感，偶尔会有腹痛、呕吐、肛门不适等一过性消化道反应，如果有严重腹胀不适，可待症状消除后再继续服用。如仍无法排净，则需要实施清洁灌肠。

已经出现肠梗阻的患者不能做肠镜检查，60 岁以上的老人在进行肠镜检查前需进行心电图检查。

186. 肠镜检查有哪些流程？

检查前：

①检查前 1 天多喝水，进食流质或半流质食物，例如粥、馄饨等；不吃多渣食

物，例如蔬菜类；不吃带籽食物，例如火龙果等。

②检查前 1 晚或检查前 4 小时，喝泻药（临床常用聚乙二醇电解质散）。泻药按照医嘱或说明书兑制，禁止加入果汁、牛奶；泻药最好在 2 小时内喝完，每 10~15 分钟喝 250 ml，喝到大便呈透明水样，没有固体成分。

③长期便秘和结肠癌术后患者需要另行准备。

④无痛肠镜检查者，还要静脉注射短效麻醉剂。

检查中：

①放松心情，不要紧张，通常检查 20 分钟完成。

②对于有问题的组织，医生会夹取小块进行病理活检。

检查后：

①普通肠镜检查完毕后，即可进食和饮水。

②无痛肠镜和活检者，检查完毕 4 小时后才能进食和饮水。

③无痛肠镜检查者，因要注射麻醉剂，检查完毕当天不能开车和空中作业。

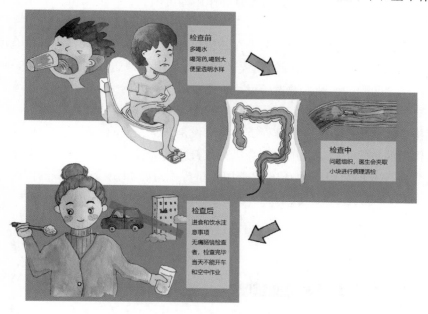

187. 哪些人不适合做肠镜检查？

①肛门、直肠严重化脓性病变，如肛周脓肿者，做肠镜检查可能导致感染扩散。

②各种急性活动期肠炎患者，如溃疡性结肠炎急性期肠道会水肿、充血、肠壁组织变薄，肠镜检查容易发生穿孔等并发症。

③妊娠期妇女做肠镜需谨慎，妇女月经期不宜做肠镜以免引起泌尿生殖道感染。

④腹膜炎、肠道穿孔者不宜做肠镜检查以免加重病情。

⑤身体特别虚弱、高龄人群（年龄≥75岁）以及有严重高血压、贫血、冠心病、心肺功能不全、心脑血管疾病者，可能难以忍受肠镜检查，因此不推荐。

⑥儿童和精神疾病者一般不宜实施检查，如检查必不可少，可考虑在麻醉下实施。

⑦已经出现肠梗阻的患者不能做肠镜检查，60岁以上的老人在进行肠镜检查前需进行心电图检查。

188. 什么是无痛肠镜和肠镜活检？肠镜检查的安全性如何？

①无痛肠镜：无痛肠镜是指在检查前给患者使用静脉麻醉药物丙泊酚，其起效时间仅需30~60秒，让患者在睡眠状态下接受肠镜检查，整个检查过程中感受不到痛苦，检查结束后停用麻醉药物，5分钟内麻醉作用即可消失，恢复清醒，偶尔会因检查往肠腔内注气而产生腹胀。

②肠镜活检：肠镜活检就是内镜医生在肠镜检查的时候，当发现检查部位有可疑病变时，使用活检钳对怀疑有病变的黏膜区域取部分组织，送到病理科做进一步检查，最终得出一个明确的诊断。通过肠镜活检还可以提高大肠疾病的早期检出率，有利于发现早期大肠肿瘤，一定程度上有利于对疾病早期诊断以及早期治疗。

③肠镜检查的安全性：电子肠镜检查总体来说是非常安全的，是进行大肠病变诊断和筛查最常用的技术手段。我国每年会进行数百万的肠镜检查与治疗，而其中筛查性肠镜检查发生穿孔的风险仅为0.1%。美国是世界上进行肠镜检查最多的国家，每年有超过1 000万的肠镜诊疗，其术后出现穿孔和出血的风险也不超过千分之一，数百万人受益于以肠镜为主的肠癌筛查而免于结直肠癌的威胁。

189. 什么是粪便隐血试验？

粪便隐血试验是取新鲜粪便，使用试剂盒检测其中是否含有血液的方法，目前联苯胺显色检测法（OB）较为常用；以往的愈创木酯法容易受食物的影响，检测的灵敏度和特异度较低；粪便免疫化学检测法（FIT）具有较高的灵敏度和特异度，是许多国家的首选筛查方法。

有研究发现，与不进行结直肠癌筛查相比，FIT更加节省成本，因为进行FIT人群筛查可以通过预防晚期结直肠癌的发生，从而节省了大量的医疗费用。结直肠癌筛查的有效性取决于试验的参与度和诊断率，研究表明，FIT筛查在这两个方面都优于粪便隐血试验。

我国指南推荐：采用连续三次 FIT 筛查早期结直肠癌及癌前病变，以降低漏诊率。

四、结直肠癌的治疗

190. 结直肠癌有哪些治疗方法？

①手术治疗：外科手术治疗是根治结直肠癌的首选治疗方法，凡是能够手术的患者，无手术禁忌证者都应该考虑手术治疗。对不同部位的结直肠癌进行治疗时采取的手术方式不同，手术预后也不同。直肠癌患者癌肿发生的部位比较低，术后需要进行肠造口，也就是在腹部开一个口，将肠管拉出缝合，这将改变正常的生理性排便方式。结肠癌患者手术后一般不需要造口，不影响正常排便。

②化疗：化疗在肠癌的治疗中十分重要，尤其是在Ⅲ期肠癌中，术后辅助化疗目前已被业界认为是标准治疗手段。对于晚期肠癌，化疗对控制疾病进展、延长生存期、提高生活质量有着重要作用。

③放疗：放疗是一种局部治疗，对癌细胞有显著的杀伤作用，尤其对于直肠部位的癌肿效果显著，但要配合手术和化疗使用。

④生物靶向治疗：需要有针对性地进行，生物靶向治疗的前提是要具有靶位，这种靶位可以是某个组织器官，也可以是细胞或分子。药物进入人体后，高效地、选择性地和这些靶位进行特异性结合，从而使癌细胞发生特异性死亡。

⑤介入治疗：介入治疗是应用影像学设备、技术和方法，将特制的导管或穿刺针导入体内到达癌肿部位，然后使用药物或物理的方法进行治疗。介入治疗近年来发展得很快，具有微创、高效等特点，如射频治疗、微波治疗、冷冻治疗、聚焦超声治疗和血管介入治疗等。

⑥中医药治疗：中医药可以扶正祛邪、提高机体免疫功能，能够减轻化疗、放疗的不良反应，有利于放化疗的顺利进行。

⑦免疫治疗：它是通过提高机体免疫功能、解除癌肿的免疫抑制作用等方式，利用机体自身的免疫系统来消灭和清除癌细胞。

⑧心理治疗：常被忽视，但十分重要，癌症患者经常有抑郁、焦虑等情绪障碍，可导致失眠、食欲下降、消瘦、免疫功能受损等一系列后果，甚至有患者出现抑郁症表现。这些心理问题会导致其不配合治疗，从而引起治疗效果降低，所以癌症患者的

心理治疗需要得到重视。

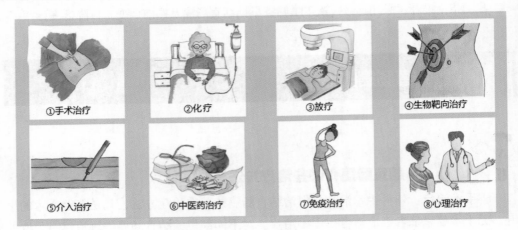

①手术治疗　②化疗　③放疗　④生物靶向治疗

⑤介入治疗　⑥中医药治疗　⑦免疫治疗　⑧心理治疗

191.结直肠癌外科手术的方式有哪些?

①局部切除术：一般仅用于 T_1 期的结直肠癌（指癌肿局限于黏膜层或黏膜下层，没有扩散和转移的结直肠癌）或年老体弱等不能耐受根治性手术的患者。不过 T_1 期的患者仍存在 3%~5% 发生淋巴结转移的可能性，术后复发率也较高，因此需谨慎选择。

②根治性手术：对于无远处转移和淋巴结转移的患者，推荐行根治性切除；对于有单纯的肺或肝转移的患者，可选择联合手术切除；如果经过一段时间治疗转化为可切除病灶，辅助治疗后也可选择根治性手术。

③姑息性切除：一般用于分期较晚的结直肠癌，伴有周围脏器受侵犯、淋巴结的广泛转移，或者伴有肝、肾、骨、脑等转移，无法全部切除的患者。

④腹腔镜手术：腹腔镜是一种带有微型摄像头的器械，腹腔镜手术就是利用腹腔镜及其相关器械进行的手术。通过腹腔镜的辅助进行结直肠癌的切除，叫腹腔镜结直肠癌手术，是一种新型的结直肠癌治

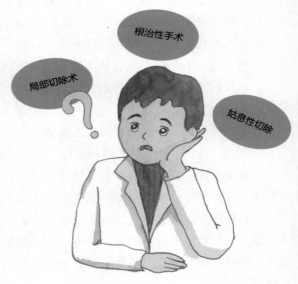

根治性手术

局部切除术

姑息性切除

疗方法。医生会在患者腹部开 4~5 个直径为 5~10 mm 的小孔，然后通过小孔置入腹腔镜，同时通过其他小孔置入手术器械进行操作，在腹腔镜引导下将癌肿切除后，在腹部开一个 3~5 cm 的辅助小口将肿块取出。腹腔镜手术后患者疼痛轻，恢复快，并发症少，住院时间短，效果好。但有些结直肠癌患者不能进行腹腔镜手术，如癌肿非常大、侵犯邻近脏器、肠梗阻、肠穿孔等情况。

192. 微创手术可以取代开腹手术吗？

不可以。这两种手术方法都无法互相取代。微创手术因其手术创口小、恢复快而广受临床医生和患者推崇，但它并不能完全取代开腹手术，以下是它不能取代开腹手术的原因：

①微创手术的适应证范围小。如果肿块较大，那么取出肿块时的切口也相应要大，故使用微创的意义就很有限。

②微创手术要有足够大的操作空间和距离，有些患者腹腔内没有足够空间，只能开腹治疗。

③达芬奇机器人手术和腹腔镜手术虽然都是微创手术，达芬奇机器人在技术上更为先进，但是具有费用昂贵、操作设备庞大、操作区位较为局限等缺点。

193. 结直肠癌手术在什么情况下能保留肛门？

在争取最大生存率的前提下，保留具有功能的肛门是结直肠癌患者生存质量的重要标志之一。能否保留肛门最主要的因素是癌肿生长的部位，简单来说，就是癌肿距肛门的远近，长在直肠中、上段的癌肿一般都可以保留肛门，而长在直肠下段的癌肿一般不能保留肛门；能否保留肛门也和癌肿浸润及转移情况有关，如果癌肿有严重浸润、转移、固定等情况，一般不保留肛门，避免切除不彻底，残留癌细胞，引起癌症复发，降低患者的生存率；能否保留肛门还和患者的体型和年龄等因素有关，骨盆深而窄并且体型比较消瘦的患者保留肛门相对较难，反之相对较易，年龄越大的患者，保留肛门的风险越大，死亡率也高。

国内专家对于保留肛门并争取最大根治率，认为应考虑以下几个方面：①癌肿部位与肛门缘的距离；②癌肿的大小体积；③癌肿形态，有蒂或无蒂，溃疡型或菜花型；④癌肿的病理类型及分化程度。因此，保留肛门的条件为：①分化良好、隆突型或有蒂、癌肿下缘直肠切除 2~3 cm；②分化差、浸润型癌肿下缘切除肠段在 5 cm 以上。

194. 结直肠癌术后容易产生哪些并发症?

①出血：可以通过患者的生命体征和引流液的性质和量进行观察判断。患者可能出现心跳加快、口渴、烦躁不安、尿量减少等表现。出现出血情况，应及时处理。

②术后感染：术后感染包括腹腔感染、切口感染、肺部感染、尿路感染、深静脉置管感染。一般都会出现发热，应注意观察患者体温变化。一般的轻度伤口感染只要勤换药、使用抗菌药物就可以治愈，如果是严重的感染，就要通过手术治疗。

③肠粘连和肠梗阻：如果患者出现腹胀、腹痛、长时间没有排便排气，那么就需要警惕肠梗阻的发生，严重的肠梗阻可能需要再次手术治疗。术后早期活动可以显著降低粘连性肠梗阻的发生率。

④吻合口瘘：可能会出现不明原因的发热、引流管内可见粪样渗出物，行超声检查可发现吻合口周围较多量渗出。吻合口瘘与患者营养不良等有关。吻合口瘘一经诊断，应积极给予有效引流、营养支持和抗感染治疗，根据患者的病情决定是否手术修复。

⑤吻合口出血：常见于直肠癌行超低位吻合后，因为直肠下段有丰富的血流，术后容易出现吻合口出血，可以通过肠镜下止血治愈。

⑥吻合口狭窄：可通过手指扩张、肠镜下球囊扩张治疗。

⑦静脉血栓形成：结直肠癌患者大多是老年人，常伴有高血压、糖尿病、高脂血症等疾病，导致动脉粥样硬化、血管狭窄等情况，同时癌肿本身也会释放很多促进血液凝固的细胞因子，手术也会加重血液的高凝状态，而且手术后需要较长时间卧床休息，所以结直肠癌术后容易发生深静脉血栓。

⑧其他并发症：术后排便习惯的改变，如腹泻、便秘、大便次数增多、大便不成形、大便失禁等。

195. 如何预防和治疗结直肠癌相关血栓?

①癌症患者尤其是晚期患者，常存在凝血功能紊乱，使得患者发生血栓尤其是静脉血栓的危险成倍升高。结直肠癌患者，特别是晚期结直肠癌患者也时刻面临静脉血栓栓塞症的风险，而其中进行化疗的患者以及有深静脉置管的患者，发生静脉血栓的风险更高，因此要引起高度重视，要积极预防和治疗。

②对于结直肠癌患者，要常规进行风险评估。如果属于静脉血栓栓塞高危患者，例如长时间卧床、高龄、使用激素或血管生成抑制剂治疗等，则要考虑进行预防性抗凝治疗，而且抗凝治疗要有足够的疗程。

③如果发现患者出现浅表性静脉炎、单侧肢体远端水肿，或不明原因的呼吸急

促、胸痛、咯血、心动过速、情绪不安、氧饱和度下降，应考虑静脉血栓栓塞症可能，应该尽早进行相关检查，包括血常规、凝血功能检查，以及血管超声、CT血管造影等。一旦明确发生了静脉血栓栓塞症，就要立刻进行治疗，包括抗凝甚至溶栓治疗，并且密切观察病情变化。患者病情缓解后仍要接受长期的抗凝治疗以预防静脉血栓栓塞症再次发生。

196. 什么是结直肠癌内镜切除术？

内镜切除早期结直肠癌与癌前病变就是指不用开刀，仅通过大肠自身孔道将内镜手术器械送达病灶，对病灶进行切除治疗。术后切除部位会形成瘢痕，不影响正常生理功能，属于微创手术，目前已成为切除早期结直肠癌与癌前病变的首选治疗方法。当然内镜下切除也存在出血和穿孔等风险，这些意外需要医生和患者共同努力去避免，而且随着技术的不断进步和器械的逐渐完善，内镜下切除的安全性明显提高。内镜下切除主要有以下几种方式：

①内镜下进行活检钳钳除、热活检钳钳除、凝除或氩离子凝固术（APC）：适合于5 mm以下的病变。

②圈套器圈套切除：有蒂的且大小在5 mm以上的病变。

③EMR：无蒂且大小在5 mm以上，或基底较粗，通常是在病变的基底进行药物注射后，用圈套器切除，切除后再用钛夹封闭创面。

④ESD：适用于2 cm以上、无基底癌变倾向者，最大优势是能完整切除病变，并准确判断水平切缘和垂直切缘是否有病变残留，对于确定下一步治疗方案至关重要。

内镜切除主要有以下几个优点：

①除了ESD手术是在全身麻醉下操作外，其他的几种内镜切除方法均可在患者清醒状态下完成。

②并发症少，住院时间短。内镜切除治疗不影响结肠的结构、功能，恢复快。对于数目≤3个，直径<1 cm的结肠息肉，许多患者在日间手术病房接受治疗，患者仅需住院1~2天。

③对于结肠息肉切除后又复发的患者，可以多次进行内镜下治疗。

197. 哪些病变不适合内镜切除？

①巨大息肉：有些巨大息肉，如果活检提示癌变且切除困难，则建议外科手术治

疗；或者巨大息肉、范围较大的平坦型息肉，内镜的操作难度大、操作空间小；或操作所致大肠出血、穿孔的风险明显增加，也建议外科手术治疗。

②有转移的早期结直肠癌：对于 ESD 切除下来的早期结直肠癌，如果病理提示病灶侵犯黏膜下层 1/3，或者水平切缘、垂直切缘有累及，建议患者追加外科手术治疗。

③家族性腺瘤性息肉病患者：对于家族性腺瘤性息肉病患者，由于其息肉在成百上千个，内镜下治疗已经不合适，需要外科手术治疗。

④特殊类型人群：如果存在患者不能配合、患者有严重心肺功能不全无法耐受内镜治疗，大肠肿瘤已经侵犯至固有肌层或者分期更晚者（Ⅱ期及Ⅱ期以后），均不适合内镜下治疗。

当然，具体的治疗方案需要医生根据患者个人的实际病情及身体状况综合分析，从而选择最佳的诊疗方案。

198. 有哪些中医治疗可以促进肠道恢复？

由于手术刺激肠道神经、麻醉剂抑制、术后粘连带形成、术后应用抗生素或化疗药导致肠道菌群失调等均会影响肠道功能，引起腹胀、腹痛等症状。中医针对肠癌术后腹胀，有针灸疗法、口服药物、中药灌肠等多种治疗手段，多简便易行，且效果较为明显。

①针灸疗法：常选用中脘、神阙、天枢、关元、上巨虚、足三里等穴位进行针刺、艾灸、穴位敷贴或推拿按摩。

②口服药物：可服用四磨汤、大承气汤等具有理气消胀、通腑降浊的中药，可有效促进肠道蠕动，恢复肠道功能。

③中药灌肠：可选取生大黄、厚朴、枳实、大腹皮、槟榔、虎杖等理气消胀的中药浓煎 100 ml，患者取左侧卧位，用一次性吸痰管插入直肠内 20~30 cm，于 30 分钟内将药物滴完，灌入后保留半小时。中药灌肠必须由医护人员操作。

199. 结直肠癌术后肠道功能紊乱怎么办？

结直肠癌手术有时会引起肠道功能紊乱，给患者带来生活上的不便和精神上的负担。常见的肠道功能紊乱症状包括便秘、腹泻和胃肠胀气。

①便秘：患者应养成良好的排便习惯，如晨起排便、有便意及时排便、避免用力排便，同时应增加活动量；培养合理的饮食习惯，如增加膳食纤维含量，增加饮水量以加强对结肠的刺激；适当给予通便药物治疗，治疗时应注意清除远端直肠内过多的

积粪，必要时可给予灌肠。

②腹泻：治疗时应首先纠正水、电解质、酸碱平衡紊乱和营养失衡。酌情补充液体，补充维生素、氨基酸、脂肪乳剂等营养物质。可使用微生态制剂调节肠道菌群，如双歧杆菌。根据具体情况选用相应止泻剂，如蒙脱石散、硫糖铝等。

③胃肠胀气：胃肠胀气的主要原因是消化系统无法吸收某类碳水化合物。豆类容易引起胀气，甘蓝、洋葱、花椰菜、全麦面粉、白萝卜、香蕉等也容易引起胀气，食用这些食品应从少量开始，使肠道逐渐适应，这样可以减少胀气。可以熬米汤作为饮品，也有助于缓解胃肠胀气。

200. 结直肠癌术后能否进行健身锻炼？

结直肠癌根治术后的患者，在完成必要的术后辅助化疗且体能已完全恢复的患者，或病情稳定、处于长期随访过程中的结直肠癌患者，可以进行适度的体育运动。适当正确的运动不仅能增强患者的体魄，还能愉悦患者的心情。结直肠癌患者在锻炼身体时要做到以下几点：

①开始的时候要在家属的陪伴下适当进行户外锻炼，锻炼应选择平整、向阳、避风场地，而且要在空气清新、有花草树木的地方，不仅安全，而且氧气充足，有利于患者愉悦心情，增强信心。

②锻炼时间应在早上 8~9 点太阳出来后，或下午 5~7 点日落之前。同时要注意气候冷暖，适当增减衣服，预防感冒，锻炼持续时间以 15~30 分钟为宜。要避免过于剧烈的运动，可选择较温和、运动强度不大的项目，如散步、打太极拳、练剑、做体操等。

③运动要循序渐进，贵在坚持，运动中要量力而行，不可勉强，以不感到劳累为原则。患者出现心慌、恶心、头晕、胸闷、出冷汗时应立即停止运动。

④可以用家务劳动来替代部分身体锻炼，如洗碗、扫

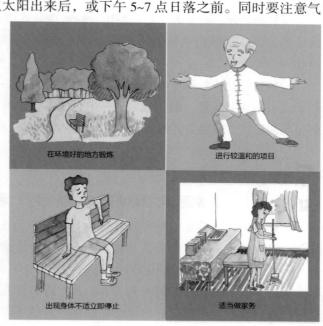

在环境好的地方锻炼

进行较温和的项目

出现身体不适即停止

适当做家务

地、叠衣服或陪孩子玩耍，既活动了身体，又增进了与家人的情感。

201. 化疗分为哪几类？

化疗是化学药物治疗的简称，通过使用化学治疗药物杀灭癌细胞达到治疗目的。对于潜在的转移病灶（目前临床上的技术手段还不能发现和检测到的实际上已发生转移的癌细胞）和已发生临床转移的结直肠癌，化疗是最主要的治疗方法。对于术后的结直肠癌患者，早期进行化疗有助于抑制潜在的转移灶，提高患者的治愈率。对于转移性的中晚期结直肠癌患者，化疗可以延长患者的生存时间，提高患者的生活质量。一般根据化疗的目的分为下面五种：

①根治性化疗：用于对化疗敏感、通过全身化疗可以治愈或完全控制的癌症。

②辅助化疗：辅助化疗是指采用有效的局部治疗，如手术或放疗后，主要针对可能存在的微小转移灶，防止复发转移而进行的化疗。

③新辅助化疗：新辅助化疗是在结直肠癌患者施行根治性手术前应用的全身性化疗，其目的主要是通过化疗，减轻体内的癌肿负荷，及早控制远处转移病灶，达到使癌肿缩小，降低术后局部复发的风险，增加根治性手术的切除机会，提高保肛率，改善患者生活质量，延长患者的生存时间。新辅助化疗是目前对于交界性可切除结直肠癌综合管理的重要组成部分，对于增加患者手术机会具有重要的意义。

④局部化疗：胸腔内、心包腔内及腹腔内化疗以治疗癌性积液。通过椎管穿刺鞘内给药，治疗脑膜白血病和恶性淋巴瘤。动脉插管化疗，用于手术不能切除的某些癌症。

⑤姑息性化疗：对于晚期或播散性癌症，通常缺乏其他有效的治疗方法，往往一开始就采用全身化疗，但化疗对这种患者的姑息作用是有限的，主要的目的是为了缓解患者的症状，减轻患者的痛苦，提高晚期患者的生活质量。

202. 术后多久可以开始辅助化疗？术后辅助化疗需要多久时间？

一般来讲，术后4周就可以开始辅助化疗了，当然很多时候医生会根据患者的具体恢复情况进行判断，如果恢复较差，不能耐受化疗的，可以适当延迟辅助化疗的时间，但延迟化疗会影响辅助化疗的疗效，术后3个月再进行辅助化疗获益较小。

一般术后辅助化疗总时间是3~6个月，医师会根据患者的具体情况而定。不同的化疗方案，化疗周期不一样，因此辅助化疗的总周期数也不一样。化疗周期是指两次化疗之间的间歇期。这是根据化疗药物的药物代谢动力学特点和癌细胞的增殖周期决定的。通常 2 周为一个周期的方案，要进行 6~12 个周期；3 周为一个周期的方案，要进行 4~8 个周期，总时间为 3~6 个月。

医师会在化疗期间定期为患者做全面的检查，如血常规、生化常规、心电图、血清肿瘤标志物、胸腹盆腔 CT 检查等，综合评估化疗药物的不良反应，药物是否需要减量或停用，以及发现癌症有无复发转移。

203. 哪些结直肠癌患者需要化疗？

一般来说，对于 I 期结直肠癌的患者，术后无须进行化疗；对于 II 期结直肠癌的患者，如有高危因素（IIB/ IIC 期、分化较低、有周围组织浸润、肠梗阻、切缘阳性、切缘安全距离不足等）推荐进行术后化疗；III 期结直肠癌患者推荐进行术后 6 个月的化疗；IV 期结直肠癌患者无论是否进行手术都需要进行化疗。

癌症治疗的目的应该是治愈患者，但至今不是每一病例都有此可能。对化疗不能治愈、亦不能有效延长生存期和改善生存质量的患者，盲目化疗会增加患者的痛苦，甚至加速患者的死亡。因此，有必要知道化疗的适应证。以下情况可考虑化疗：①结直肠癌术后辅助化疗；②结直肠癌术后复发病例；③晚期结直肠癌患者，失去手术机会的姑息性化疗；④卡氏评分在 60 分以上；⑤预期生存期在 3 个月以上；⑥年龄小于 65 岁。具体是否采取化疗和化疗方案的制定还需要临床医师根据患者的个人情况而制定。

204. 化疗过程中可能出现哪些不良反应？

①恶心、呕吐：呕吐是人体对有毒物质的正常反应，是机体的保护性反应。这种反应会因人而异，有些患者可能只是轻微地呕吐，有些患者甚至在化疗结束后仍会有呕吐、恶心，从而影响正常进食。医护人员会在化疗前预防性使用止吐药物，如果仍有强烈的恶心、呕吐，需要告知医务人员以便进一步采取措施减轻症状。

②便秘或腹泻：有些化疗药和止吐药会引起便秘或腹泻。此时需要注意多饮水，多吃蔬菜、水果，必要时可以用缓泻药缓解症状。

③口腔溃疡：氟尿嘧啶类药物可引起黏膜溃疡，溃疡严重时疼痛难忍，影响患者进食。出现口腔溃疡的患者应该选择没有刺激味道的流质饮食或者半流质饮食，同时需要注意口腔卫生，并将不良反应告知医生以便根据病情调整药物剂量。

④白细胞减少：这主要是由于药物引起的骨髓抑制，一般出现在用药后一至两

周。白细胞减少可引起继发性感染，因此患者出院后需要定期检测血常规。此外，化疗期间不要去人多的地方，也不要接触感冒、发热的人。

⑤脱发：脱发在化疗过程中很常见，不必过分地担心，停药一两个月后会长出新头发。结直肠癌常用的化疗方案中伊立替康会引起脱发，而奥沙利铂和氟尿嘧啶引起的脱发较轻。

⑥神经毒性：化疗药物奥沙利铂可引起剂量累积性的神经毒性，表现为手足疼痛、麻木。严重者可影响日常生活，比如扣纽扣、拿笔、行走困难等。在遇冷情况下容易出现急性神经毒性，因此使用该药物期间要做好保暖，如果出现影响日常生活的神经毒性，需告知医师，以便根据病情调整剂量。

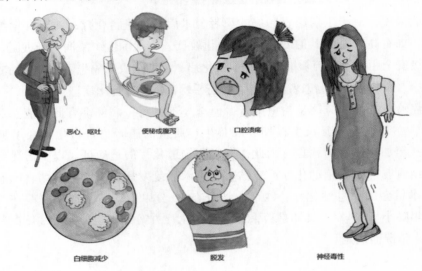

恶心、呕吐　　　便秘或腹泻　　　口腔溃疡

白细胞减少　　　脱发　　　神经毒性

205. 老年结直肠癌患者可以进行化疗吗？

①对于结直肠癌，老年患者的定义是 70 岁以上的患者，而不是通常认为的 60 岁。老年人是结直肠癌的高发人群，但由于年龄的关系，老年人的身体状况和器官功能都有所减退，所以关于老年结直肠癌患者是否应该进行化疗是很多患者和家属常问的问题。

②年龄并不是化疗的限制因素，经过数十年的发展，目前化疗药物的毒性已大大降低，而且各种支持治疗的进展使得现代化疗有更高的耐受性。现在很多化疗的不良反应，例如恶心、呕吐、骨髓抑制等可以得到很好的预防和治疗。所以，老年结直肠癌患者是可以进行化疗的。

③对于老年患者而言，要充分考虑到患者体力状态、器官功能状态和疾病分期的影响，对化疗方案做必要的调整。例如老年结直肠癌患者的术后辅助化疗一般选择单

药；还有老年患者的药物剂量往往要向下调整，以减少不良反应的发生。

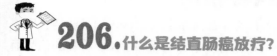

206.什么是结直肠癌放疗？

结直肠癌放疗主要用于直肠癌的患者中，分为术前放疗和术后放疗。

术前放疗又称为术前新辅助放疗，是对一些癌肿体积较大、伴有周围淋巴结转移或者估计手术切除较为困难的局部中晚期直肠癌患者，通过在手术前给予放疗，使癌肿缩小降期、降低癌细胞的活力、增加手术切除的可能性，从而降低局部复发和远处转移的概率，并最终延长患者的生存时间。术前放疗一般持续 5 周，放疗结束后 6~8 周再进行手术治疗。据报道，有 25% 的患者接受术前放疗后局部肿块消失，从而为手术赢得了时间，提高了手术后患者的生活质量。

直肠癌行根治性手术治疗后，仍有较多的患者会出现术后局部复发。因此需要辅助放疗和化疗来降低术后复发率。直肠癌术后放疗只适合于距肛缘 12 cm 以下的癌肿，对于是否需要行术后化疗，跟术后的病理报告密切相关。如术后病理报告为 $pT_{1-2}N_0M_0$（肿瘤的具体分期，是临床医师选择治疗方式的依据）的患者，一般不需要追加放疗。如病理报告提示为 $pT_{3-4}N_0M_0$ 或 $pT_{1-2}N_1M_0$，则需要追加术后放疗。同时，对于未能达到根治的直肠癌或怀疑有癌肿残留的患者，则需要进行术后放疗。如果术前已接受过放疗，则不需要再次进行术后放疗。

207.结直肠癌放疗有哪些副作用？

放疗在杀伤癌细胞的同时，也不可避免地引起正常细胞的损伤，坏死癌细胞产生的代谢产物也会引起身体相应反应。因此，放疗不可避免地会引起副作用。放疗并发症严重程度取决于照射工具、照射剂量、照射面积、照射速度以及患者的具体状况，多见肠及泌尿系统的反应，腹泻、腹部疼挛、排尿困难、尿频及肠出血，女性患者还可出现阴道炎。放疗患者应保持照射野区皮肤干燥、清洁，勿用高热、刺激性液体坐浴。

副作用包括全身副作用和局部副作用，全身副作用是指在放疗 1 天后产生的精神不振、食欲较差、恶心、呕吐、腹痛、腹泻、便秘、饭后饱胀不适等症状，轻微的可以自行缓解，严重的需要进行对症治疗。局部副作用包括放射性皮炎、放射性肠炎、放射性膀胱炎、放射性骨髓抑制、骨质疏松、放射性脊髓炎、放射性肺炎和肺纤维化等。如果放疗后出现相应症状，需要及时就医，以免引起严重并发症。

208. 什么是结直肠癌的分子靶向治疗?

随着对结直肠癌分子遗传学和生物学的研究不断进步,人们认识到虽然结直肠癌的生物学复杂且处于动态变化中,但是还是存在着多条驱动癌肿生长、应答的信号通路。而针对这一特异性细胞信号转导和其他生物学途径,来设计相应的药物治疗,就是靶向治疗。

结直肠癌的靶向治疗一般是针对癌肿的新生血管生成为靶点,或以表皮生长因子受体(EGFR)介导的信号通路为靶点,以及联合抑制血管内皮生长因子(VEGF)和EGFR 多靶点治疗方式。结直肠癌的分子靶向治疗一般不单独使用,主要与细胞毒药物联合使用,使临床疗效得到了显著改善,生存率明显提高。

209. 目前应用于结直肠癌靶向治疗的药物主要有哪些?

①贝伐珠单抗:是人源化单克隆抗体 IgG_1,高亲和性结合 VEGF 的所有亚型,阻止 VEGF 与血管内皮生长因子受体(VEGFR)的结合,中和 VEGF 的生物学效应。贝伐珠单抗通过抑制 VEGF 的活性,减少了癌肿血管生成,抑制了癌细胞生长、迁移、浸润,诱发其凋亡。

②西妥昔单抗:是人鼠嵌合型单克隆抗体 IgG_1,结合 EGFR 胞外结构域的能力两倍于自然配体。通过对与表皮生长因子(EGF)受体结合的酪氨酸激酶(TK)的抑制作用,阻断细胞内信号转导途径,从而抑制癌细胞的增殖,诱导癌细胞的凋亡,减少基质金属蛋白酶和 VEGF 的产生。

③帕尼单抗:是一种完全人源化 IgG_2 单克隆抗体,与 EGFR 有更强的亲和力,可以阻断配体诱导的 EGFR 下游信号途径的激活。普遍认为帕尼单抗通过促进细胞凋亡,抑制血管生长以及癌肿侵袭和转移来发挥抗癌效应。

靶向药物的出现进一步拓展了癌症个体化治疗,通过对患者的基因检测进一步将患者分型分类,以明确其是否合适使用靶向药物。在结直肠癌中使用的分子靶向药物中抗 EGFR 单抗(主要是西妥昔单抗和帕尼单抗)在使用前需要做基因检测。

210. 靶向药物主要有哪些副作用?

贝伐珠单抗主要有以下副作用:

①胃肠道穿孔。

②出血：特别是与癌肿有关的出血，当使用此药物治疗非小细胞肺癌患者时可能面临着发生严重的甚至是致命的肺出血（咯血）的风险。

③高血压：在用药患者中观察到高血压的发生率有所升高，建议在采用贝伐珠单抗治疗的过程中，对血压进行监测。

④可逆性后部白质脑病综合征（RPLS）。

⑤动静脉血栓栓塞。

⑥充血性心力衰竭。

⑦伤口愈合并发症：重大手术后至少28天之内不应该开始贝伐珠单抗治疗或者在伤口完全愈合之后再开始贝伐珠单抗治疗。

西妥昔单抗的主要副作用：

①痤疮样皮疹、疲劳、腹泻、恶心、呕吐、腹痛、发热和便秘等。此类患者用药期间应注意避光。轻至中度皮肤毒性反应无须调整剂量，发生重度皮肤毒性反应者，应酌情减量。

②少数患者可能发生严重过敏反应、输液反应、败血症、肺间质疾病、肾衰竭、肺栓塞和脱水等。在第一次使用本类药物前要小剂量先测试对其是否过敏，再继续大量使用。

211.什么是理想的个体化靶向治疗?

随着新的靶向治疗药物不断出现，靶向治疗已成为热点，但从目前靶向治疗的疗效来看仍然有限。个体化是靶向治疗的发展方向，靶向治疗疗效的提高和个体化敏感患者的选择是密切相关的。在目前条件下理想的个体化靶向治疗应该符合下列要求：

①靶向治疗机制明了，其针对的治疗靶点明确。

②有明确的客观指征可供临床医生确定适宜治疗的患者个体。

③一种药物应该适用于有相同信号传导通道异常的多种癌症。

④能够显著延长患者生存期。

⑤药物应该有协同性，可联合应用。

212.结直肠癌容易通过哪些方式发生转移?

①淋巴转移：当结直肠癌侵犯至含有淋巴管的肠壁时，则有发生淋巴结转移的可能。淋巴转移一般先转移至附近淋巴结，逐级向中枢淋巴结转移。少数情况下，也可呈跳跃式转移。

②**血行转移**：癌细胞也可以随血流转移至肝脏、肺、卵巢、肾上腺、中枢神经系统、骨、肾等器官和组织。

③**直接浸润**：癌细胞沿着肠管的环周及深层侵犯生长，向外蔓延而侵犯邻近器官，如肝、膀胱、女性患者的子宫或阴道等。

④**种植播散**：腹腔种植和肠腔种植。腹腔种植是指癌细胞脱落至腹腔内其他器官表面，引起腹腔种植播散。在腹腔内广泛种植时，可形成癌性腹膜炎。结直肠癌也可以在肠腔内种植转移，结直肠癌细胞脱落并附着在附近黏膜上，而恰好此处肠黏膜有损伤，则可在破损处发生种植。

转移是癌肿发展的一种特性。有些患者在疾病最初阶段即发生远处转移，而有些患者即使患病时间较长，癌肿仍表现为局部生长的特点。因此，对具体转移的发生还应该结合患者的临床特点全面分析认识。

213. 结直肠癌发生肝转移应该怎么办？

①肝接收大量来自肠道的血液，所以结直肠癌转移到肝的机会较大。由于肝转移在结直肠癌患者中较为常见，所以结直肠癌肝转移的治疗就显得十分重要，肝转移治疗结果很大程度上影响结直肠癌治疗的成败。肝转移出现的阶段不同，治疗策略和方法也有所不同。

②结直肠癌诊断的初期发现有肝转移病灶，要详细评估肝转移病灶的大小、数量以及与邻近血管的关系等，目的是为了判断肝转移病灶是否能够被切除。如果肝转移病灶能够被完整切除，那么手术就是优先考虑的治疗方法，可以将原发癌灶和肝转移病灶同时切除，或者分期切除，术后给予辅助化疗。如果肝转移病灶不能够被完整切除，就给予化疗和靶向治疗，力争将癌肿缩小，以达到可以手术的程度。

③结直肠癌术后随访过程中发现的肝转移病灶，也要优先考虑是否能够再次手术切除，因为手术后能完全切除转移灶的患者有希望再次获得根治。

④如果经过前期治疗后，患者的肝转移病灶仍然无法切除，没有手术的可能，这时候治疗上除了控制癌症以外，还要兼顾患者的身体和脏器功能，因为这个阶段的治疗要持续较长时间，要注意保护机体功能，做好长期治疗的准备。

214. 结直肠癌发生脑转移应该怎么办？

结直肠癌患者出现以下症状应警惕癌细胞发生了脑转移：

①头晕：多为早期的表现，无特征性，时好时差，经常会被忽视。

②头痛：多由颅内癌肿增大导致颅内压增高所引起，开始时为阵发性的，以早晨及晚间较多见，部位多在额部及两颞。头痛程度随癌肿的增大逐渐加剧，时间延长，可变为持续性。

③呕吐：也是结直肠癌脑转移具有诊断意义的一个症状，多伴随头痛症状同时出现，呕吐严重时不能进食，食后即吐。

④单侧肢体感觉异常或步态不稳：多是由于脑转移癌肿侵及中枢感觉或运动神经，有时还会出现偏瘫。

⑤视力障碍：常表现为视物模糊或复视。

⑥精神异常：如精神兴奋、躁动、忧郁、健忘、幻视、幻听等。

脑转移最常用的治疗方法是放疗，一般需做全脑放疗，全脑放疗前后可加用三维适形放疗、伽马刀等局部治疗。对于一些孤立性脑转移灶患者，也可考虑进行手术治疗。除了放疗和手术之外，化疗、靶向治疗也是常用的治疗方法。

215. 中医药有哪些预防结直肠癌术后复发和转移的方法？

结直肠癌转移和复发是影响患者生存时间的关键因素，除了术后化疗之外，中医药在预防结直肠癌术后转移、复发中的作用近年来也逐渐获得认可。中医预防肠癌术后复发、转移方法多样，能够从多方面进行综合干预，不仅可预防癌症反复，还能改善患者临床症状，提高患者的生活质量。以下是几种中医常用的方法：

①静脉输注抗癌中药：常用的有华蟾素注射液等。这类注射液多从单味中药里面提取，经研究证明疗效显著。且由于成分单一，静脉输注时不易产生过敏现象。

②口服扶正中药抗癌：中医是根据每个人的不同病情进行个体化辨证论治。如果久病体虚，可以采用扶正祛邪的方法；如果病情恶化，邪气旺盛，则应以祛邪为主；胃口不佳的患者还可以加上一些健脾养胃的中药；情绪起伏较大的患者还应该疏肝理气等。

③饮食疗法改善体质：中医讲究"药食同源"。很多日常的食物同时也是药物。患者可以在中医的指导下安排饮食，体内湿气较重的患者，可以适当吃些冬瓜、丝瓜等利水除湿的食物；脾虚胃口不好的患者，可以适当吃些薏苡仁、山药；体内有热的患者可以吃苦瓜、西瓜、梨。

④中医功法锻炼：中医历来讲究保健养生，就结直肠癌患者而言，可以选择一些

和缓的锻炼方式，常见的八段锦、太极拳等都能起到保健养生的目的。

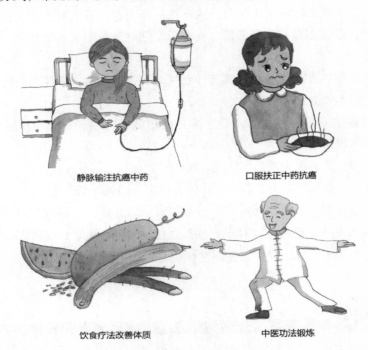

静脉输注抗癌中药　　　　　　　　口服扶正中药抗癌

饮食疗法改善体质　　　　　　　　中医功法锻炼

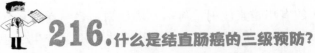

五、结直肠癌的预防

216.什么是结直肠癌的三级预防？

①**一级预防**：首先要纠正不良的生活习惯。少吃盐腌食物，不吃霉变食物，少吃烟熏、油炸和烘烤食物，减少致癌物的摄入，不抽烟，多吃新鲜蔬菜、水果。对于长期便秘等情况应积极处理。保持良好的作息习惯，坚持锻炼身体。

②**二级预防**：即早发现、早诊断、早治疗。加强对结直肠癌高危人群的监控，如大肠腺瘤、炎症性肠病及一些家族遗传性综合征。对于有结直肠癌家族史者，40岁以上应定期复查，对这些癌前病变者应通过纤维结肠镜进行监测，一经确诊，尽早争取综合治疗，将结直肠癌消灭于萌芽状态。做好结直肠癌筛查的科普教育，让广大群众主动加入到结直肠癌筛查的行动中来。

③**三级预防**：对中晚期结直肠癌患者加强综合治疗，延长生存时间，对晚期患者在保证治疗效果的同时也要减轻痛苦，提高其生活质量。

217. 身体出现哪些状况时应该警惕结直肠癌?

国内资料报道,我国结直肠癌患者第一次就诊的症状以大便带血最多(48.6%),尤其是直肠癌患者;其次为腹痛(21.8%),以结肠癌患者为多。当你发现有以下状况时,应及时到医院就诊:

①大便带血:早期仅在大便化验时提示大便隐血阳性,随着病情加重才开始出现黏液血便。直肠癌的首发症状往往就是便血,对于原来有痔疮的患者尤其要警惕,否则容易造成漏诊。

②排便习惯改变:当结直肠癌肿体积较大且糜烂、溃疡时会出现大便习惯改变,如便秘或腹泻。结直肠癌表现为大便次数增多,且每次排便量少,常伴有排便不尽感。直肠癌会引起局部肠腔狭窄,进而出现大便变细、变形。

③腹胀、腹痛:结直肠癌在肠道中的占位效应往往会引起肠道功能紊乱,甚至梗阻,常常表现为腹胀、腹痛。这种腹痛多表现为持续性,早期多为轻度隐痛,随着病情进展,疼痛程度逐渐加重。

④腹部"肿块":很多患者第一次来就诊时是因为自己摸到肚子里的包块,当包块位置较固定,并且表面可触及多发结节的时候,一般提示癌肿可能较大。

⑤不明原因的贫血或消瘦:结直肠癌生长迅速,消耗大量的营养同时合并肠道的慢性出血,有些患者首发脸色苍白、乏力等贫血症状及低热、进行性消瘦等症状。

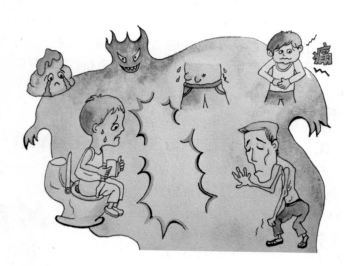

218. 怎样从饮食上预防结直肠癌?

①营养均衡:均衡的营养就是要每天摄入五谷、蔬果、奶和肉四大类食物来补充人体需要的养分。特别要求比例合理,即总热量的10%~20%由蛋白质提供,25%~30%由脂肪提供,剩下的则由糖类负担。

②食谱常变:上述四大类食物天天有,但每类食物的具体品种应该有所变化。科

学家研究发现，一成不变的饮食内容也可能成为诱发结直肠癌的因素。

③优选蔬菜：多食新鲜蔬菜、水果有助于肠道健康，减少结直肠癌的发生风险。蔬菜、水果含有丰富的植物纤维，不仅能促进肠道蠕动、减少有害物质在肠道内停留的时间；其次，植物纤维可以吸附肠道内的部分致癌物质，促进致癌物质的排除；而且，植物纤维能增加饱腹感，一定程度上可以预防肥胖的发生；最后，蔬菜、水果含有的微量元素及维生素具

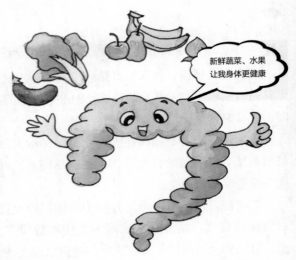

新鲜蔬菜、水果让我身体更健康

有抗氧化的作用，在一定程度上可以起到预防结直肠癌的作用。

④优质酸奶：酸奶中的乳酸菌在肠道中能够有效抑制有害细菌增长和产生有害物质，维持健康的肠道环境，改善便秘。有研究认为，乳酸菌可能是通过结合或降解潜在的致癌物质，产生抗癌物质，抑制癌肿生长，提高机体免疫力等机制预防结直肠癌的发生。平时喝点酸奶对肠道健康是大有裨益的，但是要注意市场上"含乳饮料"和"酸牛奶"的区别，含乳饮料的营养价值和酸奶相差甚大。

219. 哪些人应该参加结直肠癌筛查？

美国癌症协会建议，对 40 岁以上普通人群应每年进行肛门直肠指检，50 岁以上人群每年进行一次粪便隐血试验，50 岁以后的居民在前面两项检查都是阴性后的 1 年应进行乙状结肠镜检查，之后 3~5 年进行一次结肠镜检查。检查异常或有症状者需要进行诊断性检查，有高危因素者应缩短筛查时间间隔。

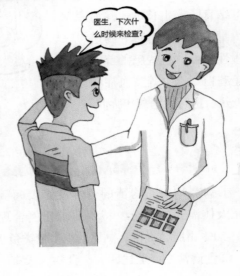

医生，下次什么时候来检查？

我国郑树教授等编写的《中国结直肠肿瘤早诊筛查策略专家共识》结合了我国结直肠癌发病的实际情况将 40~74 岁的适龄人群作为结直肠癌筛查对象。

如果家中有亲戚得过结直肠癌，年龄超过 50 岁、男性、吸烟、肥胖、糖尿病等高危因素，即便没有症状，也应该积极参与结直肠癌筛查，包括粪便隐血试验、肠镜检查等。

首次肠镜检查如果没有发现异常，而且属于无风险人群，肠镜随访最长时间间隔可为 10 年；如果有心理压力或者属于高风险人群的话，也可以 3~5 年做一次检查。如果初次肠镜发现息肉或其他病变，在对其处理之后，医生会根据患者肠镜检查的病理结果、息肉切除完整性、肠道准备、健康状况、息肉家族史和既往病史等因素综合考虑决定复查时间（表 9）。

220. 结直肠癌筛查有哪些新方法？

①染色放大结肠镜检查。染色放大结肠镜检查应用于结直肠癌的筛查，可早期检查出传统结肠镜难以检查到的扁平或凹陷癌肿类型。研究表明，染色放大结肠镜检查对结直肠癌及其癌前病变的筛查效果较传统结肠镜更佳。

②美国癌症学会在无症状普通危险人群的早期结直肠癌筛查和随访指南中，将结直肠癌筛查方式大致分为两类：第一类是粪便检查，包括愈创木酯法粪便隐血试验（gFOBT）、FIT 和大便癌细胞 DNA 检测（sDNA），能有效检出结直肠癌，也可检测一些恶性腺瘤性息肉，但对结直肠癌的预防价值有限；第二类是部分或全部结构性检查，包括可屈式乙状结肠镜（FSIG）、结肠镜、双重对比钡灌肠（DCBE）以及 CT 结肠成像（CTC）检查，能有效检出结直肠癌和恶性腺瘤性息肉。

221. 哪些息肉需要尽快切除？

①腺瘤性息肉：腺瘤性息肉属于癌前病变，是大肠最常见的良性肿瘤，多发生于 40 岁以后，随年龄的增加发病率上升。1~2 cm 的腺瘤会有 9.5% 发生恶变，> 2 cm 的腺瘤会有 46% 发生恶变。因此，腺瘤一旦检出，首选内镜下切除，切除后也需要密切随访。

②幼年性息肉：幼年性息肉是一种非肿瘤性息肉，主要发生在 3~5 岁儿童，有时发生在成人。大小多在 1 cm 到数厘米。如果发现这种息肉的同时出现大便带血或粪便隐血，需要对其进行切除治疗。

③增生性息肉：多发生在左侧结肠、直肠，直径多 < 1 cm，因为 1 cm 以下的增生性息肉很难在肉眼上与腺瘤进行区别，另外，组织学上发现其常合并腺瘤的可能，所以对增生性息肉建议必要时进行切除治疗。

表9 结肠息肉/腺瘤切除术后的随访间隔

初次结肠镜检查结果	结肠镜随访间隔（年）
无息肉	3~5
直肠、乙状结肠增生性小息肉（<1 cm）	2~3
1~2个，<1 cm的管状腺瘤	1~3
3~10个管状腺瘤	1~2
>10个腺瘤	1
≥1个，>1 cm的管状腺瘤	1~2
≥1个绒毛状腺瘤	1~2
腺瘤伴高级别上皮内瘤变	1~2
锯齿状病变<1 cm，无上皮内瘤变的无蒂锯齿状息肉	2~3
锯齿状病变≥1 cm，伴有上皮内瘤变的无蒂锯齿状息肉或传统的锯齿状腺瘤	1~2
锯齿状息肉病综合征	1

六、关于结直肠癌的其他问题

222. 直肠癌容易与哪些疾病混淆?

直肠癌的症状出现频率依次是便血 80%~90%、大便次数增多 60%~70%、大便变细 40%、大便带黏液 35%、肛门疼痛 20%、里急后重 20%、便秘 10%，但是这些症状很容易和其他疾病的症状混淆，以下就是一些经常与直肠癌症状混淆的疾病：

①克罗恩病：多见于青壮年。腹泻轻，腹痛重，排便后可减轻，部分病例可扪及右下腹包块，可出现肛瘘、肛门周围脓肿。行 X 线和肠镜检查可明确诊断。

②痔疮：临床将直肠癌误诊为痔疮的发生率非常高。直肠癌患者的粪便常伴有黏液和直肠刺激症状。通过指诊、肠镜检查有助于明确诊断。

③溃疡性结肠炎：主要表现为腹泻、黏液脓血便、腹痛和里急后重。行气钡双重对比造影和肠镜检查可明确诊断。

④慢性细菌性痢疾和阿米巴痢疾：表现为腹痛、腹泻、里急后重、黏液脓性便、大便次数增多等症状。病情加重时还会出现发热、头痛、消瘦等症状。前者大便培养

痢疾杆菌阳性，后者大便具有特征性的腥臭味且化验可检测出阿米巴包囊或滋养体。

⑤肠结核：以右下腹腹痛、腹泻、糊样便、腹部包块和全身中毒症状为特征。行X线和肠镜检查可明确诊断。

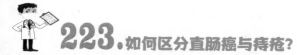

223. 如何区分直肠癌与痔疮?

①便血特点不同：痔疮患者大便带血一般是大便表面带血，便后手纸带血，便血的颜色多为鲜红色。直肠癌患者大便带血为陈旧性出血，因此血液颜色多见暗红色或果酱色，随时间延长甚至大便内的血液变成黑色，同时大便可能还带有黏液甚至脓液，此时被称为脓血便。

②发病年龄不同：痔疮可能发生在任何年龄，而直肠癌的患者多是＞40岁的中老年人。

③痔疮便血多为无痛性（尤其是内痔）、间歇性，有时还会有肿块从肛门脱出。直肠癌一般不会出现脱出肛门的情况，且癌肿会导致直肠壁僵硬、受压，从而出现大便次数增多、肛门坠胀、里急后重、排便后不久又出现便意，但却无粪便排出或排出少量粪便，少数患者还会因为直肠梗阻出现腹痛、腹胀等，而痔疮则极少会引起这些症状。

对于便血者，无论何种情况，均应到正规医院接受检查，必须引起重视以免耽误治疗。

224. 结直肠癌容易发生哪些并发症?

①肠梗阻：指当癌肿体积较大，或癌肿环形生长导致肠腔狭窄时，引起的肠道堵塞症状。肠梗阻的症状需要一个较长的发展过程，因肠腔的阻塞程度不同而表现出不同症状，开始时发现肠道蠕动减慢，排便困难，逐渐会出现恶心、呕吐症状，此时尚处于不完全性肠梗阻阶段，发展为完全性肠梗

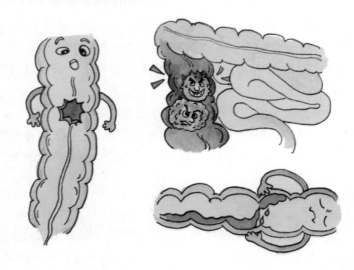

阻时会出现腹部刀绞样疼痛，排便排气消失，严重者可导致腹膜炎、感染性休克。

②消化道出血：这也是结直肠癌最常见的症状之一，但是大量出血并不多见。若发生出血症状时，必须与大肠的良性疾病，如痔疮、大肠息肉等进行鉴别。此时，患者的性别、年龄、家族病史都有助于对出血性质的鉴别，进行电子肠镜检查是明确诊断的最好选择。

③肠道穿孔：也是结直肠癌很常见的并发症。肠道穿孔时会出现腹部疼痛、腹部压痛、严重时触摸腹部如同木板样，此时患者常常需要接受外科手术治疗。通常，当患者出现肠道梗阻的症状时，引起穿孔的概率就会大大增加。穿孔的部位多数发生在结直肠癌原本所在的位置。但要注意与一些良性疾病引起的穿孔如阑尾炎穿孔相区分。

225. 常吃保健品可以预防结直肠癌吗？结直肠癌患者日常饮食有哪些注意事项？

常吃保健品不可以预防结直肠癌。所谓的"防癌抗癌保健品"其实更多的是炒作，它们根本起不到防癌抗癌的作用。与其在生活中通过保健品来预防结直肠癌，不如均衡饮食，合理搭配，养成良好的饮食习惯。

肠癌患者日常饮食有以下注意事项：

①少吃或不吃富含饱和脂肪酸和胆固醇的食物，包括猪油、牛油、肥肉、动物内脏、鱼子等。

②不吃或少吃油炸食品。用部分粗粮替代细粮。

③植物油限制于每人每日 20~30 g（合 2~3 汤匙）。

④适量食用含不饱和脂肪酸的食物，如橄榄油、金枪鱼等。

⑤多吃富含膳食纤维素的食物，如魔芋、大豆及其制品、新鲜蔬菜和水果、藻类等。

⑥多吃新鲜蔬菜和水果，以补充胡萝卜素和维生素 C。

⑦适量食用核桃、花生、奶制品、海产品等，以补充维生素 E。

⑧注意摄取麦芽硒、鱼类、蘑菇等富含微量元素硒的食物。

226. 建立人工肛门患者（肠造口患者）需要注意什么？

①尽量穿宽松的衣服，避免穿紧身的上衣、裤子或裙子，最好不要系腰带，以免

压迫造口部位，影响肠造口的血液循环。

②患者可以正常洗澡，但一定要注意造口底盘的防水，以免沐浴时渗入底盘，影响造口底盘的稳固性。沐浴前最好将造口袋排空，沐浴后擦干。

③肠造口术后，可以适当地锻炼和运动，促进身体的康复，但应避免一些剧烈的运动，以免吻合口出现裂开、出血等情况。尽量避免贴身的或有轻微碰撞的运动，以免造口意外受损，最好佩戴造口保护罩。避免抬举重物等增加腹内压的运动，以减少造口旁疝及脱垂的发生。

④肠造口者在进行性生活前要注意检查造口袋的密闭性，最好排空或更换造口袋，也可佩戴迷你型造口袋。

⑤造口患者在出行时要注意携带充足的造口袋，以防出现腹泻等情况；尤其在乘坐飞机的时候，由于会有气压的变化，胃肠气会多一些，宜使用开口袋或配有碳片过滤的用品。

⑥肠造口者，饮食要定时定量，以帮助控制肠道的活动规律；应多吃富含维生素的食物，避免粗糙、含纤维素高的食品。饮食要多样化，多选用大豆制品、绿色蔬菜及新鲜水果，不要食用腌制、熏烤和油炸食品。

227. 中医在治疗结直肠癌中扮演什么样的角色？

中医治疗虽然不能代替手术、放疗和化疗，但可以有效调和脏腑功能、维持机体平衡，可用于结直肠癌的辅助治疗。

①促进术后恢复：补中益气的中药方剂可以改善患者的全身情况、提高免疫力、促进伤口愈合，使机体能够快速从手术的创伤中恢复。

②减轻放化疗的毒副反应：放化疗常会产生恶心、呕吐、食欲下降、手足麻木、白细胞减低等不良反应，配合适当的中药、针灸等疗法可以改善患者的不适，提高生活质量，甚至可以减少患者面对癌症时的不良情绪。

③增强化疗效果：一些中药的复方制剂能够克服癌细胞的化疗耐药性，与化疗联合可以增强化疗效果、减少和抑制复发转移，延长患者生存期。

④提高生活质量：针对晚期结直肠癌患者常因癌肿消耗出现多脏器衰竭，会产生疼痛、无力、精神萎靡等不适，中医能够对患者进行辨证调理，达到调理气血、疏通经络的作用，从而改善患者的一般状况。

228. 结直肠癌为什么会引起疼痛，疼痛会造成什么后果？

结直肠癌引起疼痛的原因主要有以下几个：

①与癌症相关的原因：如癌肿侵犯肠壁、腹膜，或神经受压迫、侵犯等，可引起疼痛。

②与癌症引起的并发症相关的原因：如便秘、褥疮、关节强直及少见的疱疹后神经痛等。

③与癌症治疗相关的原因：如术后瘢痕或粘连、放疗导致的组织纤维化、化疗导致的神经病变等。

疼痛是晚期癌症最为常见的症状之一，也是对患者影响最为明显的症状。疼痛会对患者造成许多不利的影响：

①疼痛会引起患者情绪障碍：如焦虑、烦躁、不安、抑郁恐惧等，影响患者睡眠和休息。

②疼痛会对脏器功能造成损害：如血压升高、心律失常、水钠潴留、低氧血症、肺不张、消化不良、食欲下降、恶心、呕吐、免疫功能下降。

③疼痛会限制患者活动：疼痛会对患者的行动能力、日常生活、社交和工作产生不利的影响。

229. 什么是结直肠癌的三级止痛？

疼痛是癌症患者最痛苦的症状之一。根据世界卫生组织的资料分析，70%的癌症晚期可出现显著疼痛，严重影响患者的生存质量，并对患者心理和生理产生明显的消极影响。治疗的目的在于缓解疼痛，以提高患者的生活质量。

针对中晚期结直肠癌引起的疼痛，推荐个体化的综合治疗方案，包括药物、手术、神经阻滞、心理干预等措施。世界卫生组织倡导的"三阶梯止痛原则"已成为癌症规范化治疗最基本和最常用的方法。

①第一阶梯非阿片类药物：主要是非甾体类抗炎药，如对乙酰氨基酚、布洛芬、双氯芬酸钠等，对轻度疼痛效果好。

②第二阶梯为弱阿片类药物：如可待因、曲马多等，可以和非甾体类抗炎药联合使用，主要用于中度疼痛的患者。

③第三阶梯为强阿片类药物：如吗啡、羟考酮、芬太尼、美沙酮，多用于难以忍受的重度疼痛患者。

230. 结直肠癌患者在饮食上需要注意什么？

①严禁食用糯米、粽子、年糕这类不易消化、容易粘连成团的食物，因为有诱发肠梗阻的风险。

②蔬菜、水果等富含粗纤维的食物应切碎后再食用。

③以高蛋白质、低脂肪、适当糖类为主要原则，注意补充维生素、无机盐和纤维素等。对于癌症患者，应以优质蛋白质食物为主，如鸡蛋、牛奶、肉类、豆制品等。

④均衡膳食，根据患者的消化能力，采取少食多餐，粗细结合，荤素搭配，咸甜互换，食物尽量做到多样化，少吃腌制、熏制、油煎及烧烤食品。

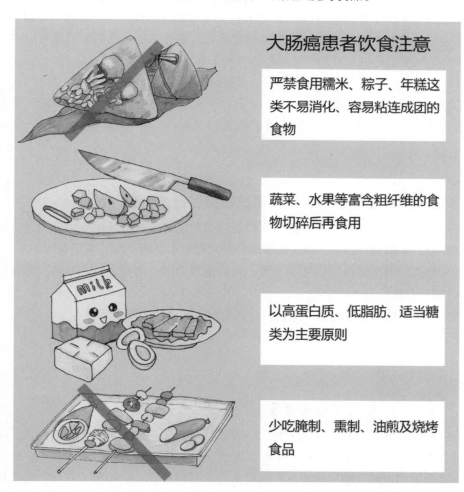

大肠癌患者饮食注意

严禁食用糯米、粽子、年糕这类不易消化、容易粘连成团的食物

蔬菜、水果等富含粗纤维的食物切碎后再食用

以高蛋白质、低脂肪、适当糖类为主要原则

少吃腌制、熏制、油煎及烧烤食品

231. 结直肠癌患者在日常生活中应注意哪些问题?

①保持稳定和乐观的情绪:正确认识和对待癌症,树立战胜疾病的信心,消除紧张、恐惧、抑郁等不健康情绪,保持平静、理智、平衡的心态。

②生活要有规律:在病情稳定后,就应该使患者的生活逐渐形成规律。在家休养过程中,家属应该帮助和督促患者把起床、活动、服药、锻炼、休息、娱乐、进餐、睡眠等活动逐渐形成规律,使患者拥有自己的生物钟,有利于身体的康复。

③避免过度劳累:过度劳累将导致免疫功能降低,还可能导致病情恶化和复发。

④充足的睡眠:充足的睡眠是改善体能、维持身体最佳免疫功能状态的前提,应当保证每日不少于 8 小时的睡眠,对于有午睡习惯的患者,可保持这一习惯。

⑤娱乐和锻炼:进行适当的娱乐和体育锻炼,培养自己一定的生活爱好。这不仅有利于身体恢复,还可以增加生活乐趣,有利于身心健康。

⑥个人卫生:养成良好的卫生习惯,保持好个人卫生,以防感染。

⑦饮食健康:首先,要戒烟、禁酒。其次,要注意患者的膳食营养调配,不吃不洁、不熟的食物,少食油腻的食物,多食蔬菜和水果。

232. 肠造口患者及其家属如何做好造口护理?

①知道造口的必要性,要具备独立护理造口的能力,在造口治疗师的指导下正确使用造口袋,并勤倒、勤洗,每次倒干净后可用肥皂水洗刷干净,晾干备用。

②保持造口周围皮肤的清洁、干燥,及时清理造口处的分泌物和渗液,防止局部皮肤红、肿或糜烂。

③注意观察造口处肠黏膜的颜色,有无出血、回缩和坏死。

④定时扩张造口,防止造口处狭窄。

233. 什么是癌因性疲乏?

癌症本身及相关治疗引起的各种不适叫癌因性疲乏,通过休息是不可缓解的,而且很多患者的癌因性疲乏比一般的“疼痛、恶心”更令人痛苦。在临床上有 30%~90% 的癌症患者会感到这种“癌因性疲乏”,且常合并其他症状,如抑郁、贫血、睡眠障碍等。癌因性疲乏是癌症患者的一种令人痛苦和持续的主观感受,是患者的一种非常痛苦的感觉，必要时需要进行医学干预来缓解。

在对结直肠癌患者进行抗癌治疗的过程中，治疗也会引起患者的疲乏症状。例如，癌症患者在接受化疗期间，由化疗引起的疲乏症状也十分常见。如果同时使用镇痛药物，其所产生的镇静催眠作用，会让患者产生困倦感，多种感觉叠加，患者不适感更加强烈。患者要学会心理疏导，主动和医务人员沟通，保持良好的心情，可以有效地缓解疲乏的感觉。

癌症本身就是一种消耗性疾病，长期的治疗更加重了患者体能的消耗，加重疲乏的程度。在针对性治疗之前，医务人员会对患者进行相关健康知识宣教，通过医患沟通让患者认识到疲乏是癌症患者常见的症状之一，鼓励患者主动向医务人员倾诉，共同寻求解决办法，克服困难。

234. 癌因性疲乏和平日的疲乏有什么不同？

一般性疲乏仅是引起有限性的能量消耗，人们即使在极度疲乏时，也能完成自己真正想做的事，而癌因性疲乏时则无法完成。如健康人出去爬山，体力消耗很大，通过充分的休息后，精神面貌会焕然一新，对生活没有太多的影响，但是癌症引起的癌因性疲乏就不是这样的，癌因性疲乏的特点是发生快、程度重、能量消耗大、持续时间长、不可预知，通常不能通过睡眠和休息来缓解。癌因性疲乏的影响因素很多，分为非可治疗因素和可治疗因素，其中可治疗因素包括：疼痛、抑郁、贫血、睡眠障碍、药物作用、营养不良等。

癌因性疲乏是患者自己的主观感受，主要包括三个方面的表现：躯体疲乏、情感疲乏、认知疲乏。躯体疲乏是患者本身的身体虚弱、异常疲乏，不能完成原来胜任的工作。情感疲乏是由于疾病的发生，患者的心情、情绪等异常低落，缺乏激情、精力不足。认知疲乏是指疾病长期作用导致患者的注意力不集中，缺乏清晰思维。

235. 如何应对癌因性疲乏？

①锻炼：适度的运动可以改善癌因性疲乏。建议患者选择自己比较喜欢的运动，活动时间和强度以感觉舒服为度。

②保证充足的睡眠：争取每晚至少 8 个小时的睡眠，必要时可以增加午睡。但是，过多的休息会让患者感觉更加疲惫。

③保持环境舒适：把空调或暖气的温度设置在让人感觉舒适的范围内。避免使用

过热的水淋浴和长时间洗热水澡，同时也要避免受凉。

④规律进食：避免过度饥饿或进食过量，应少量多餐。在手术治疗期间应以多糖类和富含蛋白质的食物为主。

⑤避免饮用酒精和咖啡：在治疗期间，酒和咖啡会引起疲乏。早上喝杯咖啡可能不会有问题，晚上就要避免了。酒精虽然可以帮助入睡，但睡眠的质量并不高，达不到彻底放松的效果。

⑥舒缓压力：紧张和压力会消耗精力，患者精神负担较重，焦虑和抑郁的情绪也会使患者感到疲乏。可以通过做瑜伽、听音乐、散步或者看书来让内心感到平静，舒缓压力。

⑦药物治疗：使用某些药物可以帮助患者缓解疲劳症状，例如激素可以治疗疲乏，但长期使用有较多不良反应。

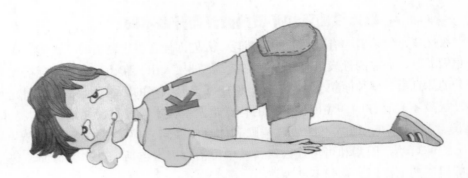

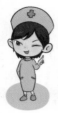

第六章

癌症防治策略

一、饮食、运动与心理

236. 消化系统癌症与哪些不良饮食习惯有关？

①食管癌：食管癌的病因与缺乏维生素 A、维生素 C 和维生素 E，缺少某些微量元素如钼、锌、镁、硒等，以及经常喝酒、抽烟有关。

②胃癌：主要由于好吃熏烤食品（蛋白质在高温下，特别是在烤焦时会分解产生致癌物质）、腌制食品、霉变食品、高盐食品，以及酗酒等。

③肝癌：经常吃被黄曲霉菌污染的食物，乙型肝炎病毒传染，水源污染，以及酗酒等。

④结直肠癌：经常吃高脂肪饮食、膳食中纤维素不足，多喝啤酒或既喝啤酒又喝其他酒的人群，其结直肠癌的发病率较高。

⑤胰腺癌：以高脂肪、肉类、高糖食物为主的人群，其胰腺癌的发病率高于一般人群。

237. 预防消化系统癌症，饮食上应该怎么做？

①不吃或少吃腌制食品，尤其是未腌透的酸菜，未腌透的酸菜主要是指那些腌制时间较短，一般 < 15 天的酸菜。

②不吃或少吃烟熏、烧烤食品。

③不吃发霉粮食，不吃或少吃剩饭剩菜。

④主食应米面合理搭配，多吃五谷杂粮，如高粱、玉米、黄豆、豌豆、花生等。

⑤多吃新鲜蔬菜、水果，食用或烹饪新鲜蔬菜、水果前充分泡洗去除农药残留。大葱、大蒜、洋葱、胡萝卜、番茄、绿菜花、苦瓜、南瓜、生姜、豆制品等具有较好的防癌作用的食品可适当多吃。

⑥进食低盐、低糖、低脂肪和高蛋白质、高钙、高铁、高维生素的食物，注意保持正常的体重，预防肥胖、高脂血症、糖尿病及心脑血管疾病的发生。

⑦养成良好的饮食习惯，不偏食及暴饮暴食，定时进餐。

238. 哪些食品加工方式容易致癌？

①熏烤：研究表明，鱼、肉经熏制后含有多种致癌物质。熏制时产生的烟是进入食物的致癌性烃类（主要是以苯并芘为代表的多环芳烃类致癌物）的来源，经常吃很容易诱发胃肠道、肝、胰腺、皮肤和其他器官的癌症。

②腌制：鱼、肉和蔬菜等腌制后，会使其中的亚硝酸盐增加。鱼和肉的蛋白质在日光照射时或用盐腌制时会产生大量亚硝酸盐。亚硝酸盐是亚硝胺类化合物的前体物质，而亚硝胺是强致癌物，还能通过胎盘和乳汁引发后代癌症。亚硝胺还有致畸和致突变作用。人类的胃癌、食管癌、肝癌、结肠癌和膀胱癌等都可能与亚硝胺有关。

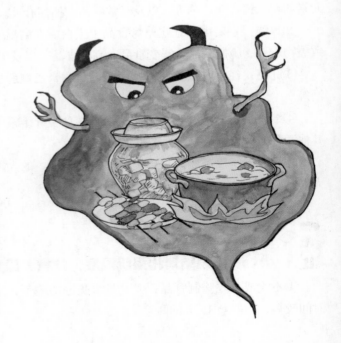

③煎炸：油煎炸食品含有大量的致癌物质丙烯酰胺，这可能是导致癌症的原因之一。科学家研究发现，炸薯条中丙烯酰胺含量较世界卫生组织推荐的标准高出 500 多倍。我国卫生部门建议，应尽可能避免长时间或高油温烹调淀粉类食品。食用油加热到可炒或炸的温度后会释放出多种可能对人体有害的化学物质，如多环芳

烃和丙烯酰胺。因此，烹饪食物应尽可能避免高油温的煎、炒、炸，多用蒸、煮等方式。

④长时间加热：实验证明，用任何方式过度地加热食物都会改变其中的碳水化合物和脂肪的性质，使其产生致癌物质。

239.预防消化系统癌症，有哪些常用的烹饪方法值得推荐?

对于健康的烹调方式，食品专家建议，首先，千万不要等到油冒烟了再炝锅。这种做法除了使菜更容易释放丙烯酰胺外，还会产生很多有毒物质，对身体有百害而无一利。其次，推荐用煎焖，也叫水煎的方法炒菜，即先放油，待油温合适后把菜放进去，等温度升高，蔬菜有水渗出了，马上盖锅盖把菜焖起来。这时，蒸汽一下子就会起来，100℃的蒸汽完全能把菜焖熟，只是需注意把握火候，最好用中火，因为火太小蒸汽就起不来了。

240.隔夜菜对身体有哪些危害?

①严格来说，即使没有馊味，在高温、潮湿等微生物易生长的条件下，食物在空气中放置一段时间后再吃也是不利于健康的。那是不是放冰箱就好了呢？答案肯定是不可以，冰箱也不是我们通常所理解的"保险箱"，大部分细菌在10℃以下繁殖缓慢，冰箱就是利用这个原理，以低温来贮存食物。但10℃的环境只能延缓细菌的繁殖生长，不能杀灭细菌，有些细菌甚至能在4℃左右缓慢繁殖，所以食品在冰箱中保存过久也不宜食用。

②那如果把稍微变质但还没有馊味的食物充分加热再吃，是不是就安全了？其实，这里就是一个常见误区：已经被微生物污染的食物，即使高温加热杀死了全部细菌（达到灭菌效果），但细菌的代谢产物（含各种毒素，它们是食物中毒的元凶）依然会残留在食物上，这些代谢产物通常是无法通过加热去除的。

③葡萄球菌在空气、土壤、水中以及人的鼻腔、咽喉中都有。吃过的食物带入了葡萄球菌，就会在剩饭剩菜里繁殖，食物放置时间越久，细菌繁殖得越多，大量繁殖后，细菌就在食物上留下了它们的代谢产物，其中就包括对人体有害的肠毒素，会导致人出现腹泻、呕吐等食物中毒症状。葡萄球菌产生的肠毒素耐热性强，可以耐受数小时的100℃高温而不被破坏，保持毒性。这类食物虽然经高温蒸煮但依然有毒，因此变质的食物和疑似变质的食物最好都不要吃。

241. 哪些隔夜菜易导致消化系统癌症?

现在许多上班族都有这种经历:每天从家里带昨天的剩饭,中午用单位的公用微波炉热了吃,因为这样很方便,而且在外面吃饭总担心食物不干净。这里要特别提醒:隔夜饭菜是煮熟后又放置了很久的,在细菌分解作用下,菜中的硝酸盐便会还原成亚硝酸盐,有致癌作用,特别是以下食物隔夜后千万不能吃:

①隔夜叶菜不要吃:通常茎叶类蔬菜硝酸盐含量最高,瓜类蔬菜稍低,根茎类和花菜类居中。如果准备多做一些菜第二天吃的话,应尽量少做茎叶类蔬菜如大白菜、菠菜等,而选择瓜类蔬菜如黄瓜、南瓜、葫芦瓜等。

②隔夜凉拌菜不要吃:凉拌菜在制作时可能已经受到污染,隔夜后细菌繁殖容易导致食物变质,即便在冷藏下也难以避免。因此这类食物应该现做现吃。

③隔夜海鲜不能吃:鱼和海鲜隔夜后易产生蛋白质降解物,会损伤肝肾功能,也会因为细菌滋生导致胃肠疾病,甚至引发癌症。

④未煮熟的隔夜鸡蛋不能吃:鸡蛋没有完全熟透的情况下,容易滋生细菌,因此,未煮熟的隔夜鸡蛋会有害健康。

⑤隔夜银耳不能吃:银耳含有较多的硝酸盐,煮熟后如放置时间过久,在细菌的分解下,硝酸盐会还原成致癌物亚硝酸盐。

242. 生吃三文鱼等刺身有什么风险?

三文鱼、鲷鱼等很受年轻人的欢迎,餐厅一般会直接将新鲜食材切片后配以蘸料,供顾客生吃。但是任何生食的鱼类都必须要保证没有寄生虫。因为在淡水中生活过的鱼类感染寄生虫的可能性非常大,所以淡水鱼以及曾经在淡水、半咸水里生活过的海鱼均不能生吃,这其中就包括洄游的野生三文鱼。几乎所有的野生三文鱼都寄生了异尖线虫,部分寄生了裂头绦虫,这些寄生虫能感染人体。

只有完全在海里生活的海鱼才能用来做生鱼片,但是生吃海鱼也并非绝对安全。海鱼也能被各种寄生虫寄生,有的寄生虫不会感染人体,有的能,这其中最著名的是异尖线虫。日本人异尖线虫病的发病人数位居世界首位,和日本人喜欢吃生鱼片有很大关系。

243. 为什么河鲜和生肉不能乱吃?

只要在河水里生活的鱼、虾、蟹，体内几乎不可避免地都有寄生虫，以最常见的肝吸虫为例，肝吸虫病是由华支睾吸虫寄生于人肝胆管内所引起的一种寄生虫病，与吃生鱼有着密切的关系。我国有上千万人感染肝吸虫病，在一些肝吸虫病流行地区，居民感染率甚至可以高达60%。

华支睾吸虫在幼虫阶段具有囊壁，囊壁的存在使各种物质均难以进入虫体，甚至能耐受胃酸，更不用说酒、酸醋、辣椒等一般调料了。很多实验证明，囊蚴在醋中可存活2小时，在酱油中可存活5小时。生食而未能杀死全部囊蚴而患上肝吸虫病。

猪肉、牛肉、羊肉生吃口感较差，较少有人生吃，但我国一些地区，还是存在仅将生肉用热水烫一下即食用的情况，这是感染寄生虫的高危做法。有研究者用人工感染旋毛虫的猪肉做实验表明，温度低于70℃，肉片厚度2.5 mm，生肉烫1分钟，不能杀死猪肉中的旋毛虫幼虫。总而言之，对于生食还是应保持谨慎态度，只有生产、加工、存储非常严格的食材才能生食，但是作为食客，我们要清醒地认识到，生食并不会提供更多营养。

因此，河鲜和生肉不能乱吃。

244. 蘸料能消灭寄生虫吗?

在吃生鱼片时，人们习惯用酱油、芥末、醋做成蘸料，或顺带喝些酒，有人认为这样就能杀死鱼肉中的寄生虫。其实，这些做法都是不靠谱的，想用醋来杀死异尖线虫幼虫，得让幼虫在醋里泡上好几天，因为异尖线虫可以在食醋中存活105小时；在高浓度白酒中存活24分钟；在蒜泥汁中存活7小时；在生姜汁中存活10小时；在芥末液中存活55分钟。因此，蘸料不能消灭寄生虫。杀死寄生虫最简单的办法是高温，也就是熟透，适用于家庭。

245. 吃饭快会增加患癌风险吗? 为什么?

吃饭快会增加患癌的风险，其原因主要有以下几个方面：

①损伤消化道黏膜：吃饭过快，因粗硬的食物未嚼碎很容易刮去上消化道黏膜表

面所覆盖的黏液，损伤食道黏膜，形成瘢痕，使上消化道特别是食管狭窄，又会使食物中所含的各种致癌物质容易侵害消化道而发生癌变。

②烫食灼伤上消化道：爱吃烫食的人，易患食管癌。吃进滚烫的粥、羹、茶等，因食物温度过高，会灼伤食管黏膜使其坏死，长期下去，便会癌变。

③进食过量：若吃得过快，胃的饱胀反射迟钝，会造成进食过多，会增加肠胃消化负担，从而增加患癌危险。

246. 哪些天然食物具有防癌、抗癌的功效？

①十字花科蔬菜：这类蔬菜包括了常用蔬菜的很大一部分，如萝卜、白菜、油菜和卷心菜等，这些蔬菜除了含有丰富的维生素、矿物质和纤维素以外，还含有一种称作"吲哚"的抗癌成分。有调查研究显示，常吃十字花科蔬菜（如圆白菜、菜花等）的人，胃癌和结肠癌的发病率都较低。

②大蒜和洋葱：大蒜中除含有大量的维生素 A、维生素 C 和抑制细菌的成分以外，还含有丰富的微量元素硒和锗，可以减少致癌物亚硝胺的合成。洋葱和大蒜含有谷胱甘肽，可抑制体内的氧化反应。

③葫芦科植物：如黄瓜、葫芦瓜、苦瓜都有抑癌的作用。苦瓜虽然味苦，但含有一种特殊的蛋白质，能激活免疫细胞，抑制癌细胞生长。葫芦瓜和黄瓜含有的葫芦素有抑癌作用。

④地瓜、南瓜和胡萝卜：这些蔬菜中因为含有大量的胡萝卜素、维生素 A、维生素 C 和纤维素，可以预防癌症。

⑤芦笋：研究认为芦笋的抗癌作用是来自于它含有的一种组织蛋白，这种蛋白质可以有效抑制癌细胞的生长，并使异常生长的细胞生长正常化。这种物质几乎对所有的癌症都有预防的功效。

⑥菌类食物：如香菇、黑木耳、猴头菇、灵芝等。菌类植物是不含叶绿素的低等植物，除了一部分有毒的毒菌以外，许多可供食用。这类食用菌多富含有防癌作用的纤维素和硒、锗等微量元素。近年发现，香菇中含 β - 葡萄糖苷酶，对癌症有治疗作用，能明显增强机体抑癌能力。此外，食用菌还含有各种多糖类免疫增强剂，如香菇多糖、蘑菇多糖、茯苓多糖、灵芝多糖等。这些多糖类物质能够通过改善机体免疫功能而起到抑癌的作用。

⑦豆类食品：如刀豆、蚕豆、豆腐、豆浆。刀豆、白饭豆、蚕豆中含有一种叫植物血凝素（PHA）的物质，它能增强免疫系统的功能从而起到抑癌的作用。但大剂量服用植物血凝素会中毒，生豆角中含量高，要烧熟以后才能吃。有研究显示黄豆、扁

豆等里面还含有"蛋白酶抑制剂"，它可以抑制癌细胞所分泌的蛋白酶，阻止癌细胞生长，但是它也有阻碍人体对蛋白质的消化吸收的副作用。所以豆浆必须煮开，且多煮一些时间，将它大部分破坏后才好食用。总之，豆类富含蛋白质、脂肪和矿物质等营养成分，常吃对健康和防癌都有好处，但也不能一次吃太多，而且必须煮熟了吃。

⑧菠菜：菠菜含有多种抗氧化物，据报道，菠菜可以预防自由基损伤所造成的癌症。另外，菠菜中的叶酸含量也很高，叶酸也有防癌作用。

⑨富含纤维素的食物：如杂粮、苹果、西葫芦等。纤维素不能被消化吸收，本身没有什么营养价值，但是它在胃、肠消化道内可以占有较大的体积，能够稀释肠道内的各种致癌物，并且能够促使这些致癌物在肠道内停留的时间缩短，迅速排出体外，减少它们的危害。纤维素还有通便和减脂作用。当然对人体有益的营养物质也会同时被稀释并排出体外，影响对它们的吸收。所以消化不良或大便稀薄的人不宜吃得太多。

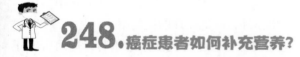

247. 如何使用食用油不致癌？

①不要高温炒菜：很多人在炒菜时习惯将油烧得冒烟再放菜，油烧到冒烟的程度，则表明油温已达230℃，在这种温度下，不仅油脂中所含的脂溶性维生素遭到破坏，而且当食材与高温油接触时，食材中的各种维生素特别是维生素C也大量损失。

②不能只吃植物油：有些人认为动物油有害，因而只吃植物油，不吃动物油，这也是不对的。吃适量的动物油（饱和脂肪酸）对人体是有益的，所以人们应吃一定量的动物油。

③不要单吃一种油：虽然我们很难做到炒什么菜用什么油，但最好将几种油交替搭配食用，或者是这一段时间吃一种油，下一段时间又吃另一种油。

④用油因人而异：对于三高（高血脂、高血压、高血糖）人群和体重超重和肥胖的人群，更应强调选用含有较高单不饱和脂肪酸的植物油。在用油量上也应有所控制。血脂、体重正常的人总用油量应为每天25 g以内，多不饱和脂肪酸和单不饱和脂肪酸基本上各占一半。而老年人、血脂异常的人群、肥胖的人群、肥胖相关疾病的人群或有肥胖家族史的人群，他们每人每天的用油量最好控制在20 g以下。

248. 癌症患者如何补充营养？

美国癌症治疗中心有研究显示，大约40%的癌症患者不是死于癌症和治疗，而是死于营养不良。营养学专家认为，癌症患者要避免营养不良，应做到以下几点：

①不要单独食用甜食，以减少血液对糖的吸收。

②减少钠的摄入，增加钾的摄入，如多吃富含钾的水果、蔬菜、豆类和谷物等。

③多吃绿色蔬菜，保障膳食纤维的摄入。

④食用低脂肪容易消化的食物，以减少对化疗的反应等。

249. 癌症患者可以吃"补药"吗？

癌症患者食用补品最好请教医生后再用。因为有些补品不像药物那样经过严格的试验和长时间的观察，其功效有待进一步验证。

250. 癌症患者能否吃"发物"，要"忌口"吗？

①很多癌症患者都会问到这样的问题，甚至还有人疑惑能否吃鸡蛋、牛奶等诸多食品。他们认为这些是民间所谓的"发物"。其实所谓"发物"的这些食物（主要是含有异体蛋白质）可能会和一些过敏性的疾病有关，并不意味着和癌症的复发和转移有关。

②"以讹传讹"的所谓"忌口"使得患者这也不敢吃，那也不敢吃，无所适从，营养也无法跟上。究竟有没有这些"忌口"呢？其实忌口在中医理论上的确存在，但这是根据每个患者的病情、病性来决定的，并不是泛泛而论的，也不是一成不变的。有的患者在一段时间内脾胃虚弱和脾虚气亏，就不适宜吃高蛋白质的食物；有些患者有腹水和水肿就不能吃得过咸；有些患者在服用某些特殊的药物（如甲基苄肼）期间就最好不要吃某一些食物（如香蕉）。

③癌症患者在饮食方面有疑问可以咨询中医和西医医生，但切不可偏听偏信，使得饮食失衡，患者的营养状况恶化，不利于疾病的治疗和康复。

251. 为什么说运动可以防癌？

①运动可多吸收氧气：美国的医学研究发现，人体吸氧量增多，呼吸频率加快，通过体内气体交换，可将一些致癌物质排出体外，降低癌症的发病率。

②减少体内脂肪和排出致癌物质：运动可大大减少体内多余的脂肪，运动后出汗可使体内的铅、锶、镍、铍等致癌物质随汗水排出体外，从而起到防癌作用。

③运动可以加快人体血液循环：机体处在运动状态时，每小时从血液中分泌出的干扰素较平时要增加一倍以上，而干扰素具有很好的抗癌能力。

④适当运动能提高抗氧化酶活性：人体抗氧化酶活性越高，清除自由基的功能越强，降低多种疾病包括癌的发生。

⑤改善情绪，清除烦恼：运动可以改善人的情绪，改善失眠，在心理上减轻人体的压力。

⑥运动能锻炼意志，增强战胜癌症的信心和毅力。

⑦运动可以使胃肠内食物的传送时间缩短，这样使食物内的致癌物质被吸收的时间减少，可以有效预防结直肠癌等胃肠道癌症。

252. 值得推荐的日常防癌运动的方式有哪些？

①慢跑：慢跑是防癌运动的首选，慢跑能增强呼吸功能，增加肺活量，使全身脏器更好地运作，而人体如果长时间不锻炼，在缺氧状态下癌细胞会异常活跃，诱发癌症。另外，慢跑可以消耗体内多余的脂肪，防止肥胖或超重，肥胖和超重也是结直肠癌等多种癌症的危险因素。

②快步行走：每天只需要快步行走一小时就可以降低50%患结直肠癌的风险，需要注意的是要选好运动鞋，特别是中老年人，以免脚踝受伤。

③散步：散步运动对预防肾癌和胰腺癌有直接效果。不过在大城市里建议少在马路边散步，因为汽车尾气和灰尘污染空气也是癌症的诱因，最好是在公园、湖畔等空气清新的地方散步。

④游泳：游泳对预防肺癌和胃肠癌尤为有效。但在下水前需要做好热身运动，不要到没有安全设施的江、河、湖里面去游泳。

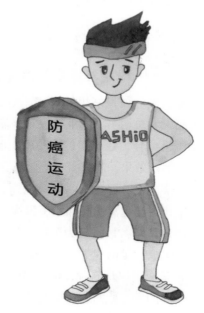

⑤瑜伽：瑜伽通过中枢神经系统、体液、内分泌功能调节，使全身放松，继而配合呼吸调息，促进全身血液循环，从而改善机体疲劳等不适症状。瑜伽中大量的前屈、后伸、摆动等动作可以调节消化系统的功能，从而改善练习者便秘、腹胀和食欲缺乏等症状，预防胃癌、结直肠癌等消化系统癌症。

253. 心理因素与癌症有什么关系?

心理因素已越来越被认为对癌症发生发展有显著影响。现代心理神经免疫学研究揭示心理因素对癌症的影响是通过改变免疫系统的正常功能而起作用的。当正常细胞受到致癌因素的刺激开始发生变异时，机体的激素水平和免疫机制会马上对之展开调控。若此时机体受到不良心理因素的影响，神经内分泌系统和免疫系统的活动会因此被改变，就无法对机体内部正在发生的癌变进程进行有效的控制和消除，癌症就会发生。心理因素对癌症的影响可发生在任何阶段，癌症的发生、发展、治疗和康复等各个阶段都与心理因素的影响密切相关。

254. "癌症性格"的人有哪些表现?

癌症性格的人具有以下特征：性格内向，表面上逆来顺受，毫无怨言，内心却又怒气冲天，痛苦挣扎，有精神创伤史；情绪抑郁，好生闷气，生气时又不对外人宣泄。极小的生活事件便可引起焦虑不安，心情总处于紧张状态；表面上处处牺牲自己，来为别人打算，但内心又有所不甘；遇到困难，事前不斗争，但到了最后，又要做困兽之斗；喜欢抑制烦恼、绝望、悲痛的情绪；害怕竞争，逃避现实，企图以姑息的方法来达到虚假和谐的心理平衡等。

255. 怎样乐观从容地面对癌症?

患者得癌后就最好坦然对待，不要被自己"吓死"，接受患癌事实，笑对病魔。一些抗癌患者总结出了如下的笑对癌症，乐对人生的经验：

①积极配合治疗：坦然接受患上癌症的事实，积极配合治疗，并在生活中加以注意，提高治疗效果，防止复发、转移，延长生存时间，提高生活质量。

②充实生活：经常保持乐观心态，广交朋友，积极参加力所能及的各种文娱、体育活动，让自己远离忧愁和病魔困扰，使自己的生活充实、愉悦。

③调节情绪：平时努力陶冶、培养自己具有豁达大度和乐观开朗的品格，尽量避免忧郁、焦虑、生闷气等有害情绪。

④充满希望：要笑对人生，对自己的生活充满希望。要做自己喜欢做的事情，读自己喜欢读的书，吃自己爱吃的东西。让家庭和周围环境有歌声有笑声。对待他人热

心真心，让自己每天都在笑容中度过。

256. 患者知情是否有助于疾病的治疗和康复？

一些临床医学专家认为，在适当的时间，以恰当的方式告知病情，则有助于取得癌症患者的理解和信任，从而利于治疗的开展和促进患者的康复。癌症患者一般要经过否认期、愤怒期、妥协期、抑郁期和接受期，都容易发生心理障碍，依其病前性格、文化修养、病情轻重，表现多种多样，70% 有焦虑、抑郁；30% 有恐惧、压抑、愤怒、绝望。这些不良心理状态不利于患者的治疗甚至会使患者的病情恶化。

如果医务人员在适当的时间，以适当的方式告知病情，有针对性地进行心理干预，及时进行心理疏导，解答患者的疑问，协调好患者与患者、患者与家属、患者与医务人员之间的关系，就会使患者的不良情绪得以释放，提高患者的应对和适应能力，能够调动患者的康复潜力，增强患者的免疫力，从而有助于癌症患者的治疗和康复。

二、检查与治疗

257. 为什么患癌（特别是消化系统癌症）人数越来越多？

导致癌症发病率越来越高的几个主要原因：①随着人类平均寿命的延长，全球人口总数增多，老龄人口数增加，癌症患者的绝对数目也在增加。②各种环境污染日趋严重，致癌因子作用于人类的机会大大增多，造成癌症的发病率也在不断上升。③各种不良的生活习惯以及现代社会中不科学的饮食结构也是促

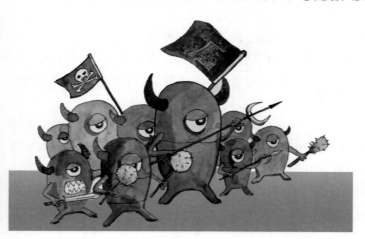

使癌症发生的主要原因之一。④由于人们经济条件的改善，来医院就诊的患者增多，再加上医学科学水平的不断提高，使得癌症患者的诊出率明显增加。

258. 为什么老年人容易患癌症?

癌症可以发生于任何年龄阶段，但大多数癌症的发病率随着年龄的增大而增高。老年人更容易患癌症主要是以下几个原因：

①随着年龄的增加，人体的免疫功能下降，特别是细胞免疫功能的下降，老年人免疫细胞的绝对数目减少，功能显著减退，对癌症起防御作用的免疫力逐渐降低，对机体内突变产生的异常细胞的清除能力下降，从而使得癌症在老年人中容易发生、发展。

②老年人机体各种机能的衰退，如神经、内分泌系统的协调机能和组织细胞的新陈代谢功能的衰退，使得老年人更容易患癌症。

③老年人在长期的生活和工作中，暴露于致癌物质的时间较长，接触致癌物质的机会较多。

259. 老年人患了癌症有哪些特点?

老年人患了癌症后，除了癌症本身的症状之外，还可能出现一些特殊的表现：

①患多种癌：老年人患癌往往是多发性的，就是一个人同时或先后在不同组织器官患有癌症。据统计多发性癌约占老年人癌症的10%，年龄越大，多发性癌的比例就越高。因此，当老年人患癌时，应该注意这个问题，避免在就诊时漏掉其他癌症。

②症状不突出：往往将癌症的症状和体征误认为是老年常见病、多发病所引起的。如将骨肿瘤所引起的关节疼痛和骨质疏松误认为是老年退行性关节炎和风湿病；将前列腺癌所引起的排尿困难，误认为是前列腺肥大所致；胃肠道癌引起的消化不良和排便困难常看成是胃肠功能衰退。因此，对老年人的各种症状和不适等应考虑和排除是否由癌症所引起。

③癌转移率低：随着年龄的增大，癌症的转移率就有所下降，即在发现癌症时转移到身体其他部位的相对较少。这可能是老年人的癌生长缓慢，或者受其他疾病影响，而死于癌症转移之前的缘故。

④潜伏癌较多：老年人的无症状的潜伏癌比较多，如老年人在生前未发现得了癌症，而是在死后尸体解剖时才发现。最常见的潜伏癌是前列腺癌、肾癌、结肠癌、乳

腺癌和肺癌。

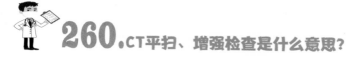

260. CT平扫、增强检查是什么意思？

CT 平扫也称作 CT 普通扫描，是指不需要经静脉注射含碘对比剂的 CT 检查，通常用于初次 CT 检查。观察泌尿系统结石和组织内有无钙化应该进行 CT 平扫。CT 对病灶的诊断主要依据不同组织的密度分辨率，当病灶与周围正常组织的密度接近时则 CT 扫描不能辨别，尤其在腹部有很大一部分病灶呈等密度，导致 CT 平扫漏诊。CT 平扫也不能反映病变的血液供应情况，病灶定性诊断困难，对某些恶性病变不能准确地判断其病灶的范围和分期。

静脉内注射对比剂后进行的 CT 扫描称为 CT 增强扫描。注射对比剂后 CT 扫描使病灶强化，可以提高病灶与周围组织的对比，能清晰地发现病灶，并显示病灶的范围，对病变的定位诊断提供有价值的信息。CT 增强扫描有助于病变的发现，提高小病灶的检出率，也提高对病灶的定性诊断。已经确诊的癌症，CT 增强扫描有助于提高癌症分期的准确率，准确判断癌症手术切除的可能性，可以帮助鉴别血管与肿大的淋巴结，尤其对于癌症病变的诊断和复查应常规采用 CT 增强扫描。

CT 检查对肿瘤的诊断也存在着不足之处，主要表现在以下几方面：对空腔脏器的肿瘤，如胃肠系统，由于其肠壁较薄，再加上消化道的气体、消化液和食物残渣的影响，往往给诊断带来困难，比较早期的肿瘤，发现更难；由于 CT 扫描需要一定时间，受到某些脏器生理运动的影响，如呼吸运动、心脏搏动、消化道蠕动等，形成伪迹，而影响观察；对于较小的病灶亦容易漏诊；对某些与正常组织密度相等（或相近）的偏良性肿瘤，增强扫描时强化亦不明显，往往难以诊断；有些部位的肿瘤易受周围组织（如颅骨）产生伪迹的影响，有些肿瘤术后常留有金属异物，亦产生伪迹而影响观察。

261. CT检查也可用于消化系统癌症吗？

结肠 CT 是一种非常有效的结肠癌的检查方法，而且安全、无创。对于一些排便不规律、有便血症状，而且又惧怕肠镜检查的患者，CT 检查可以是结肠癌筛查的手段。结肠 CT 检查能够发现 90% 的 1 cm 及以上的病变。

目前结肠 CT 检查多是应用多层螺旋 CT，扫描后利用原始的二维横断面图像进行三维重建，也可以行 CT 仿真内镜，通过仿真内镜能够观察到整个结肠的情况。CT 仿真内镜的优点是不会造成结肠穿孔的风险，且操作方便、无痛。因此对于年龄在 50 岁以上，有结直肠息肉，结直肠癌家族史，腹泻、便秘、便血病史，体检发现消化系统肿瘤标志物增高者，最好行大肠病变的筛查。凡不能做肠镜检查的患者，包括高龄、衰弱及伴有严重心肺疾病者，适宜应用 CT 检查。

262. 什么是MRI检查，与CT检查相比有什么优势?

MRI 检查是将人体置于特殊的磁场中，用无线电射频脉冲激发人体内氢原子核，引起氢原子核共振，并吸收能量。在停止射频脉冲后，氢原子核按特定频率发射出电信号，并将吸收的能量释放出来，被体外的接收器收录，经电子计算机处理获得图像，这就叫作 MRI。

MRI 不用 X 线，没有放射性，所以 MRI 检查对人体无害，是非常安全的。

CT 检查和 MRI 检查各有优势，在临床上常互相补充。CT 检查速度快，用于急诊患者、躁动患者以及早期脑出血等方面优于 MRI。CT 对骨骼系统以及钙化显示良好，而 MRI 对骨骼和钙化显示不好。MRI 对神经系统、肌肉系统、纵隔、腹部实质性脏器以及盆腔病变显示更好。

CT 增强扫描用的对比剂是含碘造影剂，临床上很多碘过敏患者无法做 CT 增强扫描而影响诊断。对于碘过敏的患者，若病情需要又合适的话可以行 MRI 增强扫描。MRI 增强扫描使用的对比剂与 CT 增强扫描使用的含碘造影剂在体内发生反应的机制不一样，与 CT 增强扫描所用的碘制剂相比，MRI 增强扫描使用的对比剂的毒副作用极小，即使在肾功能严重受损的情况下仍可使用。

263. 得了癌症为什么还要进行各种检查?

没有详细的检查资料，就对患者进行治疗，这是不负责任的医学行为。进行检查的目的主要是明确癌症的诊断，排除其他疾病的可能，这种检查一般人都能理解，因为不检查就不能诊断是不是癌症，何况在很多患者和家属的心里，也许还有那么点侥幸，希望能否定患上癌症的现实。

临床上常说的分期检查，就是在癌症已经诊断清楚了之后需要进一步完善的检查，分期检查和诊断检查同样重要，分期检查的目的就是明确癌肿范围，以决定治疗方案。

264. 癌症手术治疗有哪些种类?

癌症一般都分为早期、中期、晚期。

外科手术治疗对大部分早期实体癌症，在目前仍是首选治疗方法。一般多用于局限性的早、中期癌症的手术切除。根据其目的，其手术方式可分为以下几类:

①诊断性手术：这种手术的目的，就是获得病理学依据，以排除其他疾病。手术方式有：针刺活检、钳取活检、切取活检、切除活检、剖腹探查。

②根治性手术：就是切除全部癌组织，包括所侵犯和累及的附近淋巴结。这种手术方式适用于癌肿局限于某个部位，而未远处转移的患者。但这种手术范围大，常会伤及正常组织或某些器官的功能。有时不一定能根治，故手术后会有不少患者出现复发和转移。还有一种超根治术，就是把切除的淋巴结扩大到习惯范围以外。

③预防性手术：这是指切除癌前病变或原位癌以防止疾病继续发展为难以治疗的癌症的手术方式。

④姑息性手术：是指对原发病灶或其转移性病灶的切除，达不到根治的目的，而切除癌肿的目的是防止危害生命及对机体功能的影响，消除某些不能耐受的症状；或用一些简单的手术，防止和解除一些可能发生的症状，目的是提高生存的质量。

⑤复发再手术：这是指切除复发癌症的再施行手术的手术方式。难度大，风险也大，选择性较高。

⑥急诊手术：这是指在出现肠梗阻、大出血、气管压迫等紧急情况下采取的紧急施行手术方式。这种手术的预后可能较差。

⑦重建和康复手术：这是指以手术治疗来恢复因癌症治疗所造成的外观畸变和功能障碍的手术方式，如乳房再造术、喉再造术。

265. 肿瘤手术治疗有哪些适应证和禁忌证?

肿瘤外科手术的适应证是指根据患者所患肿瘤的特点、临床的期别、患者的全身表现等情况，决定可以施行各类手术的适应范围。一般的肿瘤手术适应证如下:

①大多数的良性肿瘤。

②大多数早期癌症，包括头颈部、消化系统、呼吸系统、泌尿系统、神经系统、

骨及关节软组织的各种癌肿和肉瘤。

③虽然已不属于早期，但是病变仍然比较局限，可以与受侵犯组织器官一并切除的癌症。

④肿瘤固定，已无法切除，但是可以与肢体一并切除者。

⑤原发的病灶已经切除，并发的孤立转移灶。

⑥癌症切除后又复发，复发的病灶尚局限，能够完整切除者。

⑦晚期肿瘤本身已无法切除，出现的并发症可以用手术方法消除和控制者。

虽然外科手术治疗是肿瘤治疗的首选并且有效的治疗手段，但是，也有些肿瘤不适宜进行手术治疗，禁忌证如下：

①合并有严重疾病者：患者已合并有严重的心、肝、肾、肺疾患，或高热、严重传染病等，不能耐受手术治疗者。

②晚期癌体质较差者：晚期癌症，已发生恶病质、严重贫血、脱水和营养代谢严重紊乱，又无法在短期内纠正或改善者。

③手术难切除者：有些部位的癌症，难以手术切除，如鼻咽癌、食管上段癌、舌根癌等。

④全身转移者：癌症已经全身广泛转移，或是全身肿瘤如白血病、恶性淋巴瘤、骨髓瘤等。

⑤易早期转移者：很容易在早期就发生转移的癌症，例如肺的未分化小细胞癌，多不主张手术。

⑥向四周浸润者：有些癌症已向四周浸润，边缘不清，手术无法切除干净的，如胰腺癌、扁桃体癌等。

266. 为什么临床上多采用联合化疗来治疗癌症？

由于不同化疗药物对癌细胞增殖周期的作用不同，所以在临床上，常将几种化疗药物合并起来应用，以获得最有效地杀灭癌细胞的疗效，最低限度地减少对正常细胞的损伤。联合用药有如下的优越性：

①提高作用：由于不同作用原理的化疗药物，其作用于细胞增殖周期的不同阶段或作用于不同代谢途径，因此合用就能够提高对癌症治疗的作用。

②减少耐药：化疗药合并使用能够减少耐药细胞株的出现。

③增强敏感：对血液癌症用药使癌细胞同步化，可以提高另一种对其敏感药物的疗效。

④降低毒性：如果联合用药可以减少相互的毒性而不减弱抗癌作用，药物的毒性

尽量不相重叠，在作用相同的药物中选取毒性最小的，以降低对人体的毒性作用。

⑤促进恢复：化疗的给药顺序和疗程可按照细胞增殖周期原理，以达到更多地杀灭癌细胞而给正常细胞以恢复的机会，如对于实体癌，多主张先用足够剂量的细胞周期非特异性药物（如烷化剂等），以杀灭大量的各期增殖细胞和部分非增殖周期细胞，并使后者大量进入增殖周期，然后用大量的细胞周期特异性药物，杀灭进入周期的增殖细胞。经过一段休息时间，重复上述方法，常能达到缓解、控制癌症的目的。

肿瘤专家制定联合化疗方案的时候会兼顾以下三个原则：

①药物的毒副作用不相互重叠。

②药物的耐药机制不同。

③药物的作用机制和作用不同。

这样，联合化疗的治疗效果大大提高，毒性反应不会增加，产生耐药的可能性也减少了。

267. 化疗有哪些常见的副作用？

①消化道反应：主要表现为恶心、呕吐、食欲下降、腹泻、便秘。消化道反应较显著的药物是顺铂。这种副作用一方面是由于药物直接刺激胃肠道引起，另一方面是刺激延髓的呕吐中枢导致。消化道反应常常于化疗期间发生，化疗停止后逐渐好转，但是有些药物可有延迟性消化道反应。

②骨髓抑制：主要表现为白细胞和中性粒细胞减少，也可以出现贫血和血小板减少。这种副作用一般在化疗后第10~14天最为显著，此后开始恢复，一般3~4周就能恢复正常。但是这种副作用的发生及严重度往往有很大差异，与化疗方案、药物剂量、给药方式和途径、患者自身的状况有密切关系。

③脱发：很多化疗药物都可能引起脱发。这种脱发现象并不是在化疗期间即刻出现，而往往在化疗间歇期才体现出来。一般在化疗结束后头发可再生，但这种副作用还没有有效的方法可以预防。

④器官损害：有些药物对某种器官可能具有特殊的作用。如：蒽环类药物容易引起心脏毒性；顺铂与大剂量甲氨蝶呤等可以影响肾功能；环磷酰胺和异环磷酰胺可以引起出血性膀胱炎。

⑤局部组织坏死和化学性静脉炎：有些化疗药物如氮芥、长春碱等刺激性较强，如不慎漏入皮下，可引起局部组织红肿、疼痛，严重者可致皮肤溃疡、坏死。刺激性的化疗药物还可以引起血管内膜的炎症，导致局部血管疼痛、栓塞、变硬，呈条

索状。

⑥对生殖功能的影响：环磷酰胺、氮芥等药物可以致畸，甚至导致不育。

268. 怎样注意放化疗期间的口腔卫生？

口腔炎或许在很多人看来并不起眼，但却是化疗患者常见的并发症之一，可影响患者的正常进食，使患者的生活质量下降，甚至导致全身性感染而危及生命。癌症患者，尤其是化疗患者免疫力低下，化疗在杀死癌细胞的同时对增殖较快的细胞杀伤作用明显，比如口腔黏膜细胞、中性粒细胞。此外，化疗后患者进食水少，口腔寄生的正常菌群大量繁殖，口腔自洁作用减弱，口腔黏膜易受损而形成溃疡，故取戴义齿（假牙）应十分小心。需要注意的是某些化疗药物如甲氨蝶呤、阿糖胞苷等极易造成口腔黏膜破溃，形成感染创面。

另外，颜面部放疗也可致口干、咽痛，并继发口腔感染，引起口腔炎，因此做好口腔护理、保持口腔卫生十分重要。

①放疗、化疗前先去口腔科详细检查，以确保口腔健康。有口腔溃疡、牙周炎、不合适的义齿、牙套等的患者需要先治疗口腔疾病及佩戴合适的义齿或牙套后，再行放疗、化疗。

②放疗、化疗期间加强营养，进食清淡、易消化、高蛋白质和高纤维的食品。

③化疗患者应保持口腔清洁卫生，常规用生理盐水和配制的漱口水在早晨、饭前、饭后、睡前漱口，用软毛刷刷牙。针对应用大剂量甲氨蝶呤的患者，可用碳酸氢钠或甲酰四氢叶酸钙溶液漱口。多喝水并用清水含漱，保持口腔清洁湿润。

④遵医嘱用淡盐水、漱口液等漱口，预防口腔感染，中药含漱液也有一定疗效。

⑤如果已出现口腔炎，可用碳酸氢钠溶液、替硝唑漱口水早晚各进行口腔护理，遵医嘱在溃疡处涂抹溃疡散、相应的抗生素或其他药物。如溃疡疼痛不能进食，可以用吸管进食流食。

269. 如何正确应对化疗时出现的恶心、呕吐？

恶心、呕吐等胃肠道反应几乎是每个接受化疗治疗的患者都会经历的最痛苦的感受，很多患者因此产生对化疗的恐惧和抵触情绪。应对这种化疗副反应，我们可以从非药物治疗和药物治疗两方面进行。

非药物治疗：

①保持病房的安静，减少来回走动，减少探视。

②注意调整饮食方式。少食多餐，每天 4~6 餐，在想吃的时候就吃，而不必遵循平时固定的 3 餐就餐时间。食用固体食物困难时，可以试着喝一些流质食品，如牛奶、果汁、肉汤、淡蜂蜜水等，尽量保证热量和营养的摄入。食物尽量符合患者喜欢的口味，但避免甜的、煎的或油腻的食物。

③避免异味，即避免感觉不舒适的味道。

④尽量保持轻松、安定的情绪，不要太过焦虑不安。饭前可以和朋友一起散散步，喜欢音乐者可以放一些舒缓的轻音乐。还可以通过与朋友或亲人聊天、看电视等形式来分散注意力。患者感到恶心时，可缓慢地深呼吸来放松自己的情绪。

药物治疗：格拉司琼、托烷司琼、5- 羟色胺受体拮抗剂、甲氧氯普胺（胃复安）、镇静剂、激素类等药物。一般选择在使用化疗药物之前给药以达到较好的预防恶心、呕吐的作用。

270. 怎样应对化疗引起的腹泻?

如果腹泻持续时间超过 24 小时，或腹泻的时候伴有腹痛，则应当及时告知医师。在严重的情况下，医师会用药物来控制腹泻。持续腹泻的情况下，还需要静脉输液来补充水分、营养。除此之外，还有一些生活上的小知识可以帮助控制腹泻的症状。

①喝大量的液体。这有助于补充丢失的水分，但要避免过烫或过凉。喝饮料时要小口慢慢地喝。

②少食多餐，吃一些含钾丰富的食物，如桃子、香蕉、橘子、土豆。

③吃清淡的流质饮食，以便让肠道得到充分的休息。但要根据恢复的情况在 3 天后开始适当增加饮食量以保证充足的营养供给。

④吃低纤维的食物，如面包、白饭、面条、鸡蛋等。避免进食麦片、蔬菜、豆类、花生、瓜子等高纤维食物，因为可能会加重腹泻和肠痉挛。

⑤避免喝咖啡、浓茶、含酒精的饮料和进食甜食。不要吃油煎、口味重和油

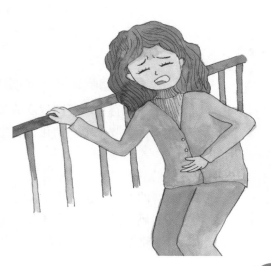

腻的食物。避免进食牛奶和奶制品，包括冰淇淋。因为这些食物会刺激肠道，加重腹泻。

⑥持续腹泻可引起脱水、电解质紊乱、衰弱、体重减轻等并发症，部分严重患者甚至可危及生命，故出现腹泻建议及时至医院就诊，医生会给予相应治疗。

⑦腹泻期间注意肛门护理，排便后用温水及软性肥皂清洗肛门，并保持肛门部干燥，表面涂氧化锌软膏，防止局部皮肤受损，严重者可用高锰酸钾液坐浴。

271. 如何应对化疗引起的脱发？

脱发是化疗常见的副作用，但不是所有的药物都会引起脱发，脱发的程度也因人而异。化疗引起的脱发往往是暂时的，停止化疗后可以再生。对待化疗引起的脱发问题，我们可以这样应对：

①开始掉头发时，可戴上帽子或头巾，避免头发到处脱落，保护头皮免受太阳照射。

②使用温和的洗发水和护发素，减少洗头次数。梳理头发时使用宽齿梳子，避免过分用力梳头。

③不要干洗头发，不要烫发。

④不要用发卷或发胶来固定头发。

⑤剪短头发。短发可以使头发看起来丰厚一些，也便于梳洗。

⑥烘干头发时避免使用电吹风。如一定要使用，选择低热档。

⑦在大量脱发之前，买好假发。这样可以使之与现在的发型和颜色相匹配。

⑧进食富含维生素、矿物质、碱性蛋白质的食物，如瘦肉、鱼、家禽、鸡蛋或肝，新鲜的水果和蔬菜、谷类、豆类，并多饮水。

272. 化疗期间怎样预防感染？

化疗期间由于患者存在着不同程度的骨髓抑制，造成机体抵抗各种感染的能力下降，很容易发生口腔、呼吸道、消化道、皮肤以及泌尿系统等的感染。预防感染要注意以下几点：

①勤刷牙、勤漱口，保持口腔清洁。

②避免与感冒的人群接触，减少探视。

③室内注意通风，保持适宜的温度，睡眠时注意保暖。

④进食营养丰富的食物。保证食物的新鲜和卫生，尽量不要吃生冷的食品。

⑤便后注意保持肛门周围皮肤的干燥和清洁。女性患者每天要清洁会阴部。

⑥化疗期间不主张进行预防接种。

⑦长期卧床的患者要经常帮助其翻身，改变姿势，按摩皮肤，保持皮肤干燥。并经常由下至上拍背促使咳嗽和排痰。

⑧化疗间歇期注意定期复查血常规，确保各项指标，尤其是白细胞在正常范围以内。

⑨对出现免疫功能低下者，除加强支持性治疗、增强防御和保护措施及预防感染外，可应用非特异性免疫调节剂，如胸腺肽、左旋咪唑、卡介苗、短小棒状杆菌和链球菌制剂等，但不建议与抗癌药物同时应用。

273. 化疗期间能不能同时加用中医药治疗?

因为化疗期间，患者可能会出现恶心、呕吐、食欲不佳、进食明显减少，有时还会出现贫血、白细胞和血小板的下降，这些可能导致患者的体质下降，影响化疗的顺利进行。此时，如果患者能同时服用一些扶正培本的中药，可以调整患者机体阴阳失衡，恢复和提高患者的抵抗力，甚至可达到协同化疗药物抗癌的作用。

但是切记要注意的是不要盲目地不加选择地轻信某些"偏方""单方""土方"等或胡乱自行配药，也不能仅仅通过电话咨询就照方抓药。这可能非但不能起到治疗效果，还有可能造成严重后果。一定要如实向正规医院有经验的中医专家求医问诊，及时调整用药，才可能真正做到将化疗和中医中药有机地结合起来，起到取长补短的作用。

274. 化疗后没有明显的不良反应是否意味着化疗疗效不好?

①有些患者在化疗前担心化疗的不良反应，但是在化疗后没有明显不良反应时，又开始担心化疗是不是无效，甚至有些患者错误地认为化疗后不良反应越大，疗效也就越好。

②由于每个人对于化疗的耐受程度不同，故出现不同程度的化疗不良反应是正常现象。此外，在常规化疗过程中医生常会使用止吐、制酸、保肝等保护性药物预防化疗不良反应的发生，此类药物带给每个人的疗效亦不相同，故最终不同的人会出现不同程度的不良反应，这和化疗疗效无关。

③药物所具有的各个作用之间是无明显相关性的，所以化疗效果和化疗副作用之间也不具有明显的关联。不良反应轻的患者对化疗的耐受性应该更好，从心理上也应该更容易接受后续化疗。

275. 化疗期间和化疗后如何保护患者及家属不受化疗药物的伤害?

患者体内的大部分化疗药物会在化疗结束后48小时内降解或排出。化疗药物存在于血液当中,并通过体液排出,包括尿液、粪便、呕吐物、眼泪以及唾液等。当这些化疗药物从体内排出时可刺激皮肤,甚至可对周围人的皮肤造成伤害。对于儿童来说,洗手间是个非常危险的地方,需要特别小心。因此在化疗期间和化疗结束后48小时之内,需要做到以下几点:

①使用后冲洗马桶两遍,冲洗时盖上马桶盖,防止排泄物溅出。如有可能,在此期间最好使用单独的洗手间。

②如厕后一定用温水和肥皂洗手,用纸巾擦干。如在马桶内呕吐,呕吐后冲洗马桶两遍。

③如在脸盆内呕吐,向马桶内倾倒呕吐物时要务必小心、防止飞溅。先冲洗马桶两遍,然后用洗涤剂和热水清洗脸盆,废水倒入马桶冲走,用纸巾擦干脸盆。

④当需要接触有可能沾染化疗药物的任何体液时,应戴一次性防水手套,清洁完毕之后也要用温水和肥皂洗手。若不慎接触到化疗患者的体液,应立即用温水和肥皂仔细地清洗接触部位。

⑤化疗药物可经唾液腺排出,因此应避免接吻。用洗涤剂和温水仔细清洗及浸泡患者使用过的餐具。

⑥所有沾染有体液的衣物一律用洗衣机单独清洗。普通洗涤剂即可,用热水清洗两遍,不要用手,也不要与其他衣物混合清洗。如果不能马上清洗,先放入塑料袋内并密封。

⑦所有需要扔掉的沾染过体液的物品,如一次性手套、纸尿裤或卫生巾等,放入塑料袋并密封后再扔掉,可与生活垃圾一起处理。

⑧化疗药物也会经精液和阴道分泌物排出,性生活时应使用安全套。

276. 为什么建议化疗患者做深静脉置管?

①患者输液时经常使用的是外周静脉,俗称"打静脉针",这种注射方式基本能够满足一般治疗的要求,但是对于化疗而言,就显得不太合适了。因为外周血管管径较小,血流速度较慢,药物在局部停留时间较长、浓度较高,许多有刺激性的化疗药物对周围血管损伤较大,容易引起静脉炎,长期反复化疗会导致静脉壁僵硬、容易渗漏,某些刺激性强的化疗药物渗漏到皮下有可能会引起皮肤破溃、坏死。

②深静脉置管化疗不仅可以避免浅静脉用药时的频繁穿刺，防止药物外渗、静脉炎等不良反应，减轻化疗药物对局部血管的刺激；而且可长期连续用药，维持恒定的血药浓度，提高疗效并减轻患者恶心、呕吐等症状。同时，患者能够保持较自由的活动，不像过去，患者基本上要躺在病床上输液。

③深静脉置管需要更高要求的护理和患者的配合：要防止导管脱落，不能碰水，要保持干燥、清洁，按要求换敷贴、封管、冲管。只要护理得当，置管可以在体内保留较长时间。相对传统静脉针，深静脉置管可以让患者在行动上更轻松自由，方便日常活动，对患者的生理和心理都是有益处的。

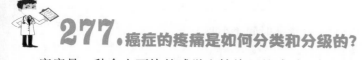

277. 癌症的疼痛是如何分类和分级的？

疼痛是一种令人不快的感觉和情绪上的感受，伴随有现存的或潜在的组织损伤。因为疼痛总是主观性的，所以很难区分由组织损伤引起的疼痛与没有组织损伤时所出现的疼痛。要相信癌症患者有关疼痛的主诉，疼痛的发生通常意味着疾病的存在。

癌症疼痛分为以下四类：

①直接由癌症引起的疼痛，如癌肿浸润、神经系统及脏器受累等。

②与癌症相关的疼痛，如作为癌症非特异性表现的骨关节的疼痛等。

③与癌症治疗有关的疼痛，如术后、化疗后所致的各种疼痛综合征及放疗后溃疡或纤维化引起的疼痛等。

④与癌症无关的疼痛，如病人原来就有的痛风和关节炎等。

按照癌症疼痛程度积分将疼痛分为以下几个等级，见表10。

表10　疼痛等级	
疼痛级别	分级依据
0级（无痛，0分）	没有疼痛的感受
1级（轻度疼痛，2.5分）	虽有疼痛，但能正常生活和工作，睡眠不受干扰
2级（中度疼痛，5~7.5分）	疲惫痛，疼痛反复发作，痛苦表情明显、痛时工作中断，影响食欲和睡眠，要求服用镇痛药物
3级（重度疼痛，7.5~10分）	剧烈痛，疼痛剧烈难忍，伴情绪、体位的明显变化，如呻吟不止或叫喊，脉搏或呼吸加快，面色苍白，出冷汗，血压降低

判断癌症疼痛治疗效果的依据，见表11。

表 11　疗效判定表

疗　　效	判定依据
显　　效	疼痛总分降低＞50%
有　　效	疼痛总分降低＜50%
无　　效	疼痛总分无下降

疼痛总分 = 疼痛级别对应分数 × 疼痛时间（小时）

278. 人们对于癌痛有哪些错误的观念?

①都由癌肿引起。其实癌症患者疼痛的原因很多，可能由癌肿引起，也可能来自并发症，或由原有疾病所致，应根据不同情况，分别给予相应处理。

②效果靠医生判定。其实疼痛是患者的主观感受，医生很难体验到。同样，止痛药效果也要由患者自己评价。

③疼痛剧烈范围大病情重。实际上癌痛与病变程度并不一致。癌症患者不要一有疼痛就以为病得没法治了。癌症患者若有一点疼痛，就担心病情加重，则感受到的疼痛就会加重。

④只有止痛药才能止痛。有时疼痛是因紧张焦虑而引起或加剧。凡能缓解紧张焦虑的措施如看电视、听音乐、与好友聊天、练太极拳、练瑜伽，或服用镇静药，都可缓解疼痛。

⑤用安慰剂能止痛是无病。其实，运用安慰剂（如注射生理盐水、口服维生素），可通过心理作用和条件反射能收到一定的止痛效果。对慢性疼痛的效果尤其突出。

⑥只有麻醉药才止癌痛。事实上，中度癌痛使用阿司匹林、吲哚美辛、对乙酰氨基酚等任一种，最多加服可待因都可缓解。只有在剧痛或使用阿司匹林、可待因等无效时，才需使用麻药吗啡、哌替啶（杜冷丁）等。一些镇静、抗焦虑、减轻炎症和水肿的药，均可辅助止痛。

⑦痛时才用药。其实不给止痛药时间越长，疼痛越剧烈，患者对止痛药的需求越强烈，更易发生药物耐受。所以，必须按时定期给药防疼痛，而不是"必要时

给药"。

⑧按药典剂量用药。癌痛用药必须个体化，应根据患者病情、年龄、情绪、并发症和疼痛程度等决定用药剂量。

⑨用麻醉药会成瘾。事实上，癌痛用麻醉药与吸毒有本质上的不同，抗癌痛用麻醉药几乎没有成瘾的。

279. 治疗疼痛的药物是怎么分类的？使用止痛药会不会上瘾？

①非阿片类药物：代表药物是阿司匹林、对乙酰氨基酚和布洛芬。对于那些不能耐受阿司匹林的骨痛患者应考虑其他种类的非类固醇抗炎药，如布洛芬；对于非骨痛患者而又不能耐受阿司匹林者，对乙酰氨基酚是最佳替代药物。阿司匹林的副作用主要是胃肠刺激，如烧心、恶心和呕吐、消化不良，以及便血和贫血等，偶尔有的患者可能产生急性过敏反应。对乙酰氨基酚的主要副作用是肝脏损伤，肝功能不好或肝病患者慎用。

②弱阿片类药物：代表药物是可待因。可待因与阿司匹林联合应用时止痛效果较好，可待因的副作用主要是便秘、恶心和呕吐。

③强阿片类药物：代表药物是吗啡、芬太尼和哌替啶。对于多数重度疼痛的患者，吗啡是首选药物，因为它是一种有效而且能很好耐受的药物。哌替啶是一种合成的阿片类止痛剂，其疗效与吗啡相似，但它解除严重疼痛的效果不如吗啡。它的作用时间一般比吗啡短，有效止痛时间约 3 小时。哌替啶以它的中枢神经系统毒性而闻名，特别是在每 3 小时使用 100 mg 以上的剂量时，以及在有肾功能损害的患者，容易产生震颤抽搐、焦虑不安和惊厥等中枢神经系统副作用。阿片类止痛剂的主要副作用是便秘、恶心和呕吐、头晕嗜睡、精神错乱和呼吸抑制。

④辅助药物：包括抗抑郁药、抗惊厥药、解痉药物、皮质激素等。使用辅助药物的目的是为了：加强疼痛缓解，治疗特殊类型的疼痛；减轻癌症患者经常发生的其他症状；治疗止痛药物引起的副作用。目前，每一类药物中都已经有较好的替代药物和剂型出现，具体应用时一定需要医师的指导，患者切不可乱用和滥用。

"上瘾"是指患者为了获得精神心理上的享受，而千方百计地渴求得到阿片类药物，并产生觅药行为。癌症患者因为治疗癌痛而使用阿片类药物产生的所谓"成瘾"极其罕见。一般情况下，患者在医生的正确指导下用药是不会成瘾的。

280. 止痛药物治疗的原则有哪些?

①首选口服用药：这样可以尽可能地避免打针等其他有痛苦、有创伤的给药方式，且方便患者在家用药，无须住院治疗。此外，口服给药由于吸收较慢，不容易产生药物依赖性。口腔癌、食管癌等患者由于不能口服，可以改为从直肠给药或者经皮肤给药的途径。

②按阶梯给药：指根据患者疼痛的程度由弱到强按顺序选择不同的止痛药物。轻至中度疼痛的患者首选非阿片类药物。如果止痛效果不佳或疼痛加剧，则改用弱阿片类药物。中至重度疼痛时患者应当使用强阿片类药物。在使用弱阿片类药物和强阿片类药物的同时，都可以加用非阿片类药物，可以增强阿片类药物的治疗效果，减少阿片类药物的用量。

③按时给药：指按照规定的时间间隔用药，而不是按照需要给药。很多患者认为在不痛的时候不需要服药，在出现痛的时候再服药，这样便会有一段时间因达不到起效浓度而无法起到预期的效果，反而使得疼痛控制不好。按时给药，可以保持体内稳定的药物浓度，使得疼痛得到连续缓解。

④用药个体化：每位患者对于止痛药物的敏感性差别很大，因此，止痛药物的剂量个体间差异也会很大。非阿片类药物在一定剂量的基础上再继续增加药物剂量不会增加药物的效果，所以医生在给予患者一定的剂量后就不会再继续提高剂量使用。而阿片类药物没有标准剂量和最高剂量，只要能够使疼痛得到缓解的剂量就是正确的剂量。

281. 患上癌症，是看西医好还是中医好?

单纯用西医的治疗方法，在消除局部病灶，争取根治方面有较好的作用，但存在许多的副作用。西医所用的放疗、化疗在抑制癌细胞增殖的同时，对机体正常的组织细胞也具有不同程度的破坏损伤，这种破坏作用常表现为毒性反应，给患者带来一些伤害，如患者出现白细胞减少、恶心、呕吐及食欲下降等。有时由于这些不良反应被迫中断和暂停治疗，从而影响疗效。另外，无论是放疗和化疗，在抑制癌细胞的同时，还可影响到机体的免疫功能，从而降低了机体对癌细胞的防御功能。外科手术虽然是以切除局部的癌肿为主，但手术本身也是对机体的一个打击。

中医药在祛邪抗癌的同时，不伤或少伤正气，并可攻补兼施，特别是对中晚期或虚弱的患者，中医的扶正培本治疗可以提高机体免疫功能。但是，单纯中医药治疗要彻底根除病灶较困难，杀灭癌细胞作用不够强，对局部病灶的针对性不够高。最理想的方法就是在应用上述西医治疗方法同时，辅以中医中药的方法。临床证明，一些具有滋补肝肾和益气养血作用的药物，无论对化疗后患者出现的白细胞、血小板减少或是放疗后出现的放射性肺炎及放射性脊柱炎等均有一定的治疗作用。这对巩固和加强癌症的治疗效果，延长患者的生命无疑是需要的。

中医与西医的治疗方法各有优缺点。中西医结合治疗能取长补短、提高疗效，不仅是合理的，也是势在必行的。以前那种单纯的西医治疗或中医治疗有必要被中西医结合治疗所代替。两者结合，可相互协同，取长补短，使癌症治疗的远期疗效不断提高。

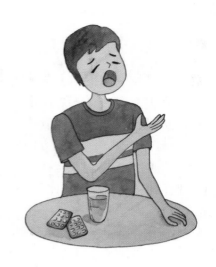

282. 常用的扶正抗癌中药有哪些？

中医认为"邪之所凑，其气必虚"，就是说人体某个脏腑器官之所以会出现病症，肯定是因为其存在的正气不足，才会导致邪气侵袭而发病。在癌症的治疗过程中，放疗、化疗、手术等也会进一步损伤人体正气，引起机体免疫力下降。因此，"扶正"是癌症中医药治疗过程中的基本手法之一。中医药将扶正药物主要分为以下四类：

①补气药：如人参、党参、白术、山药等，用于乏力、神疲、气短、自汗、纳少、易感冒等气虚证候。

②温阳药：如鹿茸、淫羊藿、肉桂等，用于畏寒、肢冷、小便清长、大便稀薄、面色㿠白等阳虚证候。

③滋阴药：如熟地黄、紫河车、山茱萸等，用于形体消瘦、口燥咽干、五心烦热、潮热盗汗等阴虚证候。

④养血药：如当归、白芍、熟地黄、阿胶等，用于面色淡白或萎黄、头晕眼花、心悸失眠、手足麻木等血虚证候。

现代药理学证实，扶正类中药能增强机体免疫功能，如加强 DNA 修复、抗基因突变、诱导癌细胞分化、促进癌细胞凋亡等作用来控制癌肿生长。在物质代谢方面，对肝、脾、骨髓等器官组织的蛋白质合成有促进作用，可改善脂质代谢，调节内分泌。

283. 单方、偏方、验方能否治疗癌症？

所谓偏方，一般来源不明、成分不明，而且号称包治癌症，不需要放化疗，有的甚至吹嘘能替代手术。但是，您听说治好的患者是否亲眼所见？是否在正规医院诊断为癌症呢？一般偏方的成分多含有一定量的中药、激素或化疗药，偶可见症状的短期缓解，但长远来说对癌肿并无作用，反而对机体有损害。经常会见到患者服用偏方后出现肝、肾功能损害，严重时甚至出现肝、肾衰竭。因此，不可迷信偏方。

中医的单方、验方、家传秘方是前人的经验总结，但是，在临床应用时则需要科学合理地选择，并不是一种药方对什么种类或什么部位的癌症都有特效，因为，癌症发生发展的过程是复杂多样的，同一个类型的癌症可发生在不同部位，如同为腺癌，可以发生在乳腺、肺、胃、肠、胰腺、肾脏等不同的脏器上，而同一个脏器上又可以发生不同类型的癌症，如同为胰腺癌则可以包括腺癌、鳞状上皮癌、黏液癌等。另外，每一例癌症患者具有不同的个体情况和癌症的不同分期，这方方面面的因素影响，也绝非是一方一药所能包治的。

三、 癌症防治的其他相关问题

284. 机体补充营养是否会促进癌细胞的生长？

①在癌症的治疗过程中，保证患者的营养供给是十分重要的，然而有人会担心说："癌症患者加强营养会不会促进癌症发展呢？不吃有营养的东西，便能'饿死'癌细胞。"对癌症患者而言，即使不补充营养，由于癌肿强大的营养争夺能力，癌肿仍会以旺盛的糖酵解形式消耗机体的骨骼肌，从患者身体争夺营养，损伤机体免疫功能。也就是说，即使癌症患者整天不吃不喝，癌细胞仍可能疯狂生长。

②癌症患者同正常人一样，如不增加营养就会造成营养不良，机体的免疫力就会下降，会加快病情的发展，造成机体日渐消瘦，抵抗力降低，出现各种并发症，最后出现恶病质等严重影响患者康复的问题。相反，增加营养不仅能改善机体的营养不良状况，还能提高机体的免疫力，进而抑制癌细胞的生长。所以对癌症患者而言，担心

加强营养会促进癌细胞生长是没有必要的。

285. 营养不良对癌症患者有什么影响？

①无法耐受手术、化疗等有效治疗：在癌肿被切除前，癌肿已经在抢夺人体正常所需营养，所以患者会出现消瘦。营养状况差的患者在营养状态纠正之前是不宜进行手术的，这样会增加术后并发症的风险，也会相应延长患者术后住院时间。同样，化疗对人体也会产生一定打击，营养状态太差的患者也是不宜进行化疗的。

②免疫功能降低，不利于康复：大量的观察研究结果表明，人体营养状况能影响人体的免疫功能，如营养不良的儿童胸腺萎缩（胸腺是中枢免疫器官），T细胞的分化功能受到损害，血清免疫球蛋白合成减少。营养不良者的免疫功能低于正常人，表现为容易感染、感染后难以清除病原体，以及对癌细胞的抑制和杀伤能力下降。充足的营养维持了免疫功能的正常运作，可能是有利于癌症患者长期生存的原因之一。

③美国癌症协会认为癌症患者饮食热量至少应增加20%，且目前无证据显示人体增加营养摄入会使癌细胞生长更快，反而有许多癌症患者因营养摄入充足而长期存活。在临床工作中也发现，营养状况好的患者在对治疗耐受性和预后方面都明显要好于营养状况差、消瘦的患者。

286. 癌症患者有哪些东西不能补？

由于癌细胞的大量繁殖，消耗了人体的大部分养分，造成人体虚弱，需要增加营养，以滋补身体，但是，癌症患者在补充营养时，需要注意以下几点：

①不宜补钙：癌症患者常伴有高钙血症，实体癌病人的高钙血症的发生率在10%~20%，晚期癌症患者的血钙水平可以高2~3倍。血钙过高可抑制神经、肌肉的兴奋性，导致食欲下降、呕吐，记忆障碍，甚至呈睡眠状态，严重时可发生昏迷，如果摄入钙过多会增加癌症患者死亡的危险，因此，癌症患者不宜服用乳酸钙、碳酸钙、葡萄糖酸钙、活性钙，也不宜吃虾皮、海带等海产品，牛奶、大豆及其制品等含钙高的食物。癌症患者应按期监测血钙和磷的水平。

②不宜补铁：癌细胞在繁殖过程中需要以铁为原料，人体内若有多余的铁正好成为癌细胞的养料，使癌肿发展更快，加重病情。所以癌症患者不宜服用铁剂，如硫酸

亚铁、碳酸亚铁、枸橼酸亚铁、富马酸铁以及其他铁制剂，也不宜多吃肝、动物血等含铁丰富的食物。

287. 人们对癌症有哪些常见的认识误区？

①酒精与癌无关：在高收入的地区如欧美的一些国家有接近一半的人认为饮酒不增加患癌危险。在低中等收入国家也有三分之一的人持有相同观点。在高收入国家有近60%的人认为蔬菜、水果摄入不足比过量饮酒更危险。其实，蔬菜和水果的保护作用不如酒精的危害作用大。

②压力与污染危害大：在高收入国家认为精神压力的致癌作用比酒精强的人占绝大多数。但实际上，精神压力是较低的癌症的危险因素；空气污染与过量饮酒相比，也仅是一个较弱的患癌危险因素。

③治癌是医生的事：如在发展中国家的人普遍认为患上癌症全靠医生，听从医嘱。但在发达国家，文化层次高的人会与医生一起商讨，制定最佳治疗方案。

④癌症是绝症：在低收入国家，约一半的人认为癌症没有什么好的治疗办法，在我国有许多人谈癌色变，得癌就等于被判了死刑。持有这种错误看法，会影响人们积极参与癌症的筛查，从而不利于癌症的早期发现和治疗。

⑥忽视行为危害：在人们对癌症的认识误区中，最主要的错误就是忽视了行为因素（如过量饮酒、肥胖等）的危害，而夸大了环境因素（如压力、空气污染等）的致癌作用。许多人低估了自己在癌症防治中的主观能动性的重要性。因此，应帮助人们消除上述认识误区，积极参与癌症防治，主动配合对癌症的筛查与治疗，以降低癌症的发病率和死亡率。

288. 癌症治疗有哪些误区？

①放弃治疗，听天由命。人们往往认为癌症是"不治之症"。发现身患癌症，就容易放弃治疗，听天由命，错过了最佳治疗的时机。世界卫生组织指出：癌症约有三分之一可以预防，另外三分之一可以治愈，最后三分之一可以减轻痛苦和延长生命，关键是选择科学有效的治疗措施。

②听信广告，延误治疗。有些广告把一些伪劣药品和保健品说成是治疗癌症的特效药。由于听信虚假广告，错把它们当作抗癌药用于治疗，结果癌肿不但未缩小，反而迅速增大、扩散，失去了治疗时机。所以，要注意识别虚假广告，选购确有疗效的

抗癌药物进行治疗。

③食疗优于药疗。虽然许多食物都有一定的辅助抗癌作用，但还没有任何证据表明特殊食品、草药或复方产品能够治疗癌症。实际上，其中有些维生素或补剂会影响治疗的疗效。食物的主要作用是提供机体所需的各种营养素，以提高机体免疫力，改善体质。

④糊里糊涂，错误投医。有的癌症患者听信医托等的虚假的宣传，到不正规的、没有资质的医院就诊，致使有些患者明明可以治愈，却因进错了医院，耽误了最佳的治疗时机，甚至变为不治之症。

⑤康复时期，不再治疗。多数癌症患者是经历了手术—放疗—化疗的治疗历程，或者只是选择其中的一种或两种治疗手段。采用单一放疗、化疗或手术治疗的处于浸润期或扩散期的各种癌症患者，近一半患者会在半年内复发。事实上，康复时期是治疗的关键时期。癌细胞的复发和转移性，决定了康复期也是"高危期"。整合治疗一大原则是"全程性原则"，强调患者在康复期应当继续治疗。

⑥过节放假，暂停治疗。有的癌症患者在春节等长假期间，为了过好节，而停止一段时间的治疗。这是非常错误的，因为化疗周期是根据癌细胞的生长周期来计算的，停顿治疗就会影响疗效，对放疗也是如此。另外，有些癌症患者在节假日期间，走亲访友、过多参加娱乐活动，导致身心疲劳；有的患者在美味佳肴面前，饮食不再节制，这些都可能影响康复，甚至会造成治疗的失败。

289.对腌菜致癌有哪些错误的认识?

很多人都知道经常多吃腌菜容易致癌，腌菜是一种致癌食物，但是人们对腌菜致癌还存在以下认识误区：

①各种腌菜都一样：有些人错误地认为盐腌、暴腌、酱菜、泡菜、酸菜都一样危险。其实，制作工艺不同、发酵方式不同，其危险性也不一样。由于乳酸菌不具有硝酸还原酶，因此，用严格的纯乳酸菌发酵生产的腌菜含亚硝酸盐比较低。在泡菜腌制中加入鲜姜、鲜辣椒、大蒜、大葱、洋葱、紫苏等配料，均可降低亚硝酸盐水平。酱制几个月的酱菜亚硝酸盐含量也很低。只有腌制几天就食用的暴腌菜杂菌污染大，腌制时间15天以内的泡菜、酸菜等才有致癌问题。

②大小厂生产都安全：其实，食品企业的加工技术水平差异很大。那些加工技术很高的正规厂家可做到人工选择安全菌种接种，保证产品的亚硝酸盐不超标，安全可

靠。而部分小作坊、个人制作的腌菜、酸菜、泡菜等没有质量控制，在生产、接种、发酵、加添加剂、储藏和运输等方面都可能存在隐患，难以保证安全。

③亚硝酸盐不超标就合格：这种认识也不对。如果腌菜亚硝酸盐不超标，但防腐剂、糖精、亚硫酸盐、色素等添加剂，若超过国家标准就是不合格产品，也不能食用。

④各项指标合格可放心多吃：无论再好的酱腌菜，其营养价值也不如新鲜蔬菜高。因为酱腌菜中的天然抗氧化成分损失较大，维生素也有损失，而且含盐较多，虽然含有膳食纤维和一定量的钙、镁、钾和少量的 B 族维生素等，但不能多吃。卫生合格的酱腌菜，也有可取之处，少量吃一点开胃，但不宜多吃。

290. 哪些疾病容易诱发癌症？

①胆石症：有关研究认为，胆石症较易导致结直肠癌。因为胆囊里充满结石，导致胆汁流入肠道，在肠道内厌氧菌的作用下，产生大量的脱氧胆酸等，而脱氧胆酸又与酮胆酸发生化学反应，转变成致癌物质甲基胆蒽长期作用于大肠，从而促发结直肠癌的发生。同时胆结石患者患胆囊癌的风险也较高。

②肠息肉：它是肠黏膜表面向肠腔突出的隆起性病变，如果是炎性增生息肉，属良性，若肠息肉伴不典型增生，很容易发生癌变。下列几种肠息肉易癌变：

瘤型息肉，是肠息肉中最常见的一种癌前病变，根据病情可分为轻、中、重度不典型增生。

家族性息肉，此病好发于 20~30 岁的年轻人，可在肠系膜上出现 100 个以上腺瘤性息肉，这类息肉的癌变率极高。一旦确诊，需把结肠全切除，以免发生癌变。

幼年性息肉，这类患者发生胃癌、肠癌的危险性较高，有时还伴有结构不良，癌变倾向明显。

③牙周病：研究人员发现，牙周疾病能通过引发体内炎症，进一步增加患者罹患胰腺癌的风险。这可能是牙周病患者口腔内细菌产生的致癌化合物水平上升，又诱发体内组织出现炎症，所以导致患胰腺癌风险的增加。

④慢性乙肝、脂肪肝等若治疗不当发展为肝硬化后，有可能进一步发展为肝癌。

291. 哪些不好的日常生活习惯容易导致癌症？

人们的不良生活习惯是导致患癌风险增加的一个重要的因素，除了嗜烟、酗酒等不良生活习惯外，还有下列不良行为，若长期不改亦容易招癌上身：

①偏爱肉食：以猪、牛、羊等畜肉为主食的人患肠癌的比例比只吃少量肉食、多吃蔬菜者要高3倍，患胰腺癌的危险也随着肉食量的增加而升高。

②喜喝热汤热茶：那些经常饮用高温（70℃以上）羹汤者，喜欢饮用过热、过浓茶的人，因容易烫伤食管内壁，形成经久不愈的慢性溃疡，故易恶变成食管癌。

③嗜好辛辣食物：喜欢吃辣椒等食物，长期大量嗜食过于辛辣刺激、带刺的小鱼等食物，也可对食管黏膜造成损伤，从而继发癌变。

④经常憋大小便：经常憋大小便，就会"憋"出结肠癌、直肠癌和膀胱癌。由于尿液中含有多种致癌物，刺激膀胱上皮使其恶变。粪便中的有害物质更多，如硫化氢、粪臭素、胆固醇代谢物和次级胆酸等致癌物，若经常刺激肠黏膜，会使其癌变。

⑤生活无规律：起居无规律，三餐不按时，大便不定时，经常不锻炼，偏爱硬食，吃饭过快，劳逸无度等，不仅可使机体的免疫力下降，也易惹上癌症。

⑥经常熬夜：长期夜间通宵工作，必然使机体免疫力下降。而夜间又是人体细胞分裂最旺盛时期，则一部分发生变异的细胞因免疫力低，就难以及时被清除，从而极易"熬"出癌症。

⑦少吃蔬果：维生素C缺乏者，患食管癌、胃癌的危险分别增加2倍和3.5倍，在维生素E不足的人群中，口腔癌、皮肤癌、宫颈癌、胃癌、肠癌和肺癌等的发生率都增加。所以，少吃蔬菜、水果的人，也会引发癌症。

292.定期体检对防癌有什么重要意义？

预防癌症发生的方法很多，但最重要、最容易做到的是每年定期接受肿瘤专科医师的检查。坚持定期检查的重要意义是可以早期发现某些癌前病变或癌症，使之早期得到治疗，因为早期癌症绝大多数治愈率在90%以上。甚至很多国内外医学科学家建议，要把医学研究的重点从治疗转向预防。

预防癌症的最佳方法是普及预防癌症知识，使人们自己掌握一些预防癌症的办法。如果能够做到这一点，有30%的癌症就可以预防了，因此我们每个人要定期自觉地接受防癌体格检查。而且人们可以从防癌体检中学会自我检查癌症的方法，学到防癌知识，增强防癌意识，消除恐癌心理，保持良好的精神状态。在体格检查时，人们应将自己的不适告诉医师，医师就可通过详细的检查手段早期发现癌症。如果人们不定期接受防癌检查，不熟悉癌症发生的信号，则有可能让癌症隐藏在体内，经过相当长的时间后，病变发展到对身体产生不可逆的损害，危及健康和生命。

293. 如何在家中做好癌症患者的安全护理?

癌症患者康复期或治疗间歇期一般在家中度过，如何做好这些患者的安全护理工作对其家人来说是一大重要问题。

①有些患者在得知病情和治疗效果不佳时，情绪低落、悲观，甚至会产生轻生的念头。对于这一类患者，家人应当密切观察其情绪的变化，并注意做好防范，如：保管好家中的镇静、安眠、麻醉药品；使患者远离锐器；患者外出时要陪伴等。

②对于昏迷或神志不清的患者，要注意保护防止外伤。家人要在患者床旁时刻守护或使用护栏；陪护人员应及时给患者拍背、吸痰，防止呛咳和窒息；给患者保暖应注意避免烫伤。

③对于长期卧床的虚弱患者，在下床活动的时候要注意行动缓慢，家人在旁边保护，以防跌倒。

④对于有骨转移的患者，要注意尽量减少剧烈活动和外力的碰撞，防止病理性骨折的发生。

294. 癌症患者在家中用药应当注意些什么?

①在合理的时间服药：对胃黏膜有刺激性的药物如吲哚美辛（消炎痛）、布洛芬等在饭后服用；镇静安眠药物在睡前 30 分钟左右服用；皮质激素类药物在早晨 6~9 点服用较好；增进食欲的药物在饭前服用，而助消化的药物在饭后服用。

②采取正确的姿势服药：患者应当坐着或站着服药，并且至少需要喝 100 ml 水送药。一般温开水较好，不要用饮料和茶水送药，因为可能会影响药物的效果。

③应用恰当的方法服药：含服的药物应当含在舌下，有利于吸收；服用退热药后多饮水，而服用糖浆类止咳药物后不要立刻喝水；中药最好将每剂煎 2~3 次后，再将药液混合后分 2~3 次温服。

④按照准确的剂量服药：抗癌药物一定要遵照医嘱服用，不可随意增减药量。激素类药物不能随意增减或突然停药。止痛药物的剂量也需要在医师的指导下调整剂量。

⑤妥善保管好药物：注意药物的有效期以及保存要求，如有些药物需要避光保存，有些需要置于冰箱中冷藏。药品与食品存放地点要分开，镇静安眠药物和麻醉药品一定要妥善保管，以免误服或滥用。

服药期间有任何不适或发生严重的不良反应时应及时就医。

295. 癌症患者发热应该如何应对?

①一般低热（＜38℃）的患者不需要特殊处理，如果温度较高或出现持续不退的发热则应当及时与医师联系。家中可备用一支体温表，以便随时测量和记录患者体温的变化。在降温的措施中，物理降温是有效且最为安全的，应当首选。物理降温是指用冰袋冷敷或者用稀释的酒精擦拭大血管处，如头部、颈部、腋窝、腹股沟，而不要在枕后、耳后、前胸、腹部及足底擦拭。只要患者体温在38℃以下，都可以用温水擦拭降温。

②在采取降温措施30分钟后复测体温，以后每1~2小时测1次体温。退热后，患者往往会大量出汗，这时应当及时帮助患者擦干身体，更换清洁的衣物和床上用品，防止褥疮和感冒。

③有些患者和家属盲目地认为药物降温又好又快，这一想法是不对的。一些退热药物会导致体温骤降，致患者大量出汗，引起虚脱和休克。体质虚弱者和老年患者尤其要慎用退热药。

④高热时要注意多饮水（盐开水、果汁、汤等），补充体内丧失的水分和盐分。同时由于长期的发热，使得患者机体的分解代谢增快，消耗增加，因而患者也需要适当补充营养。

296. 癌症患者康复期需要注意什么?

①患者生活要有规律，既不要卧床大养，也不要过度劳累，更不要随着性子来。规律的生活可使机体处于正常的工作状态。这样，癌症的复发、转移也就无机可乘。

②患者要注意调节饮食，癌症患者在康复期要设法增进食欲，饭菜要洁净，荤素搭配，粗细搭配，粗精兼食，既不能单调乏味又不可以过于油腻，以易消化吸收为宜；进食时要环境轻松、心情愉快、不偏食、不过多忌食，更不要暴饮暴食。

③患者要精神饱满、情绪乐观，生活安排得丰富多彩，这样才可能取得与癌症斗

争的胜利。如果精神上高度紧张，情感上过于脆弱，情绪易于波动等都会引起食寝不安、身体抗癌能力下降，导致病情恶化。

④患者要积极治疗其他并发症，由于癌症患者一般体质较弱，往往伴有并发疾病，如上呼吸道感染、肺炎、肠炎、糖尿病、心脑血管疾病等，在康复期要进行积极治疗。

⑤患者要进行适当的体育锻炼，因为增强了体质也就自然增强了抗癌能力。患者可以根据自己的情况和医师的建议，选择散步、慢跑、打太极拳、游泳等运动项目，运动以不感到疲劳为宜。但是遇到体温升高，病情复发，某些部位出现出血倾向，白细胞低于正常值等情况时，患者最好停止锻炼以免发生意外。

⑥要重视定期复查，这是预防复发失败后最重要的补救措施，也是所有癌症患者治愈后应该注意的一点。复查包括患者的自我检查和医院的定期检查。患者自查主要是注意观察原来的病灶部位及其附近有无新生肿物、结节、破溃等表现，有无新的疼痛感觉。此外，还要注意全身变化，有无逐渐加重的乏力、食欲不振、体重减轻、贫血等表现，一旦出现上述情况应及时去医院检查。尽管复发的癌症的治疗比原发的癌症更为困难，但只要做到早发现、早诊断、早治疗，复发癌症也是可以控制的。

297. 癌症患者能否结婚和生育、能否重返工作岗位和学习？

①癌症的治疗不同于其他疾病，治疗的时间比较长。一旦确认患上癌症之后，患者及其家庭应该首先集中精力治病、养病，配合医师把相关的治疗彻底完成。患者在较长时间内经医师随访检查没有发现任何局部复发或其他器官转移的现象，全身一般情况良好的情况下，再考虑结婚的问题比较恰当一些。

②从理论上讲，只要癌症和治疗并不影响女性癌症患者的生育能力，生育仍是可能的，但应告知癌症患者怀孕和生育是有风险的。首先，如果怀孕，妊娠期间，身体消耗较大，体内内分泌和免疫功能的变化易使癌症复发和转移，而且放疗、化疗容易导致流产和胎儿畸形，因此患者应切实采取避孕措施。

③一些癌症处于早期阶段的患者，在接受了根治性治疗以后，无特殊的并发症，治疗暂告结束，以后只需定期随访检查即可。这部分患者如果根治性治疗未给自己带来明显的并发症或后遗症，患者治疗后的恢复也较为满意的话，可在休养一段时间后重返工作岗位，做一些力所能及并不繁重的工作。学习也是一样，以不致过度劳累为原则。至于正在治疗中的患者，应当全力以赴配合医师进行治疗，争取达到较理想的

治疗效果，只有这样，才有可能为今后恢复工作和学习创造有利条件。精神和体力上的过度疲劳可使体内免疫功能减退，致使癌症疗效受影响，也不利于癌症的控制，甚至导致复发。

298. 癌症患者能否哺乳?

喂奶期间，一旦发现癌症，应立即停止哺乳，其原因有二:

①癌肿本身的生长，会夺去患者体内大量的营养物质。癌症的治疗措施，如放疗、化疗等又对机体有不同程度的损伤，常常影响食欲，使体质在治疗期间有所降低。此时喂奶，必将增加患者的消耗，降低患者的体质。这样，一则患者吃不消，二则由于体质降低，癌症也更容易发展。

②哺乳会促进垂体分泌催乳素。催乳素增多会促进癌细胞的生长，特别是乳腺癌患者更应该警惕。临床资料证实，哺乳可以促进癌细胞的生长和扩散。

299. 癌症患者为什么要主动配合医院的随访?

癌症患者在完成了手术、放疗、化疗等治疗后，并不意味着治疗的结束，还需要长期的观察和随访。因为大多数患者在经历了治疗后，病情会得到不同程度的缓解和控制，逐渐趋于稳定，进入康复状态。但这并不意味着疾病就已经痊愈了，有的患者在几年甚至是几十年后还会出现复发和转移。通过随访，就可以早期发现，再次治疗，尽可能取得较好的治疗效果。另外，癌症治疗后还可能存在有一些远期并发症，可能会影响生活和工作。在随访中，医务人员会给予解释和指导，促使患者功能和心理的康复。通过随访，医务人员还可以定期了解患者恢复的情况，表达对患者的关爱，鼓励患者战胜癌症。除此之外，由于癌症这种疾病目前人类尚未能完全了解透彻，在治疗上还存在着不少问题，这就需要通过随访患者治疗后的信息，不断地进行研究、分析、总结，得出哪种治疗策略最佳的结论，再反过来造福于今后的患者。

以下是医院常规随访的内容:

①建立患者资料档案:出院前医院确立了患者的诊断，随访部门或科室将患者住院期间的所有资料归类存档。

②登记患者的联系地址和联系方式:这是随访工作中至关重要的一个环节。一般要求写明工作单位所在地址、家庭地址以及电话号码、联系人地址以及相应的电话号

码。资料收集应力求详细、完整、清楚。

③定期复查：复查的时间间隔一般是先短后长。多数是前一两年需要进行密切的观察，常常是每2~3个月1次。病情稳定后时间间隔可稍拉长。5年以后每半年或1年复查1次。间隔中发生任何特殊不适，患者可以随时复诊。有些特殊的癌症，医生可能会有特别的随访要求。

④电话随访：有时患者复查有种种困难，医院可能通过电话询问的方法来与患者取得联系，患者也可以在电话中咨询医师。

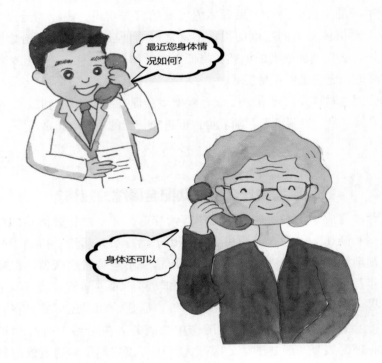

300. 有哪些针对普通人群的防癌建议？

①每天至少进行30分钟中等强度身体活动，随着身体适应能力增强，适当增加活动时间和强度，避免诸如久坐看电视等不良习惯。

②确保体重维持在正常范围内，在整个成年期避免体重增长和腰围增加。

③少吃高热量食物，避免含糖饮料，尽量少吃快餐，少吃或不吃油炸、烧烤、烟熏、腌制的食物。

④饮食应多样化且规律，每顿不宜吃得过饱，每天至少吃5份不同种类的非淀粉蔬菜和水果，每餐都吃谷类或豆类，限制精加工的淀粉性食物。

⑤每周摄入猪肉、牛肉、羊肉等红肉的量要少于 500 g，尽可能少吃加工的肉类制品。

⑥不吸烟、不喝酒，如果喝酒，男性每天不超过 2 份（1 份酒含 10~25 g 乙醇），女性不超过 1 份。

⑦不推荐使用维生素等膳食补充剂预防癌症。

⑧每天保证盐的摄入量低于 6 g，不吃发霉的谷类或豆类。

⑨生活有规律有节奏、保证充足的睡眠；养成健康的卫生生活习惯，如餐前便后洗手；讲究心理卫生，做好自我心理调节。

参考文献

［1］王宁，刘硕，杨雷，等 .2018 全球癌症统计报告解读［J］.肿瘤综合治疗电子杂志，2019，5（1）：87-97.

［2］孙可欣，郑荣寿，张思维，等 .2015 年中国分地区恶性肿瘤发病和死亡分析［J］.中国肿瘤，2019，28（1）：1-11.

［3］健康中国行动推进委员会 .健康中国行动（2019—2030 年）：总体要求、重大行动及主要指标［J］.中国循环杂志，2019，34（9）：846-858.

［4］中华人民共和国国务院 .国务院关于实施健康中国行动的意见［N］.人民日报，2019-07-16（7）.

［5］代敏，石菊芳，李霓 .中国城市癌症早诊早治项目设计及预期目标［J］.中华预防医学杂志，2013，47（2）：179-182.

［6］郑树，张苏展，蔡三军，等 .中国结直肠肿瘤早诊筛查策略专家共识［J］.中华胃肠外科杂志，2018，21（10）：1081-1086.

［7］中华医学会消化内镜学分会，中国抗癌协会肿瘤内镜学专业委员会 .中国早期结直肠癌筛查及内镜诊治指南（2014 年，北京）［J］.胃肠病学，2015，20（6）：345-365.

［8］陆恒，刘筱萍，任铁华，等 .肿瘤病人最关心的 350 个问题［M］.武汉：湖北科学技术出版社，2010.

［9］董志伟 .中国癌症筛查及早诊早治技术方案（试行）［M］.北京：人民卫生出版社，2009.

［10］吕云福 .现代胰腺外科学［M］.北京：人民军医出版社，2003.

［11］华积德 .肿瘤外科学［M］.北京：人民军医出版社，1995.

［12］金懋林 .消化道恶性肿瘤化学治疗［M］.北京：北京大学医学出版社，2008.

［13］严仲瑜，万远廉 .消化道肿瘤外科学［M］.北京：北京大学医学出版社，2003.

［14］王吉甫 .胃肠外科学［M］.北京：人民卫生出版社，2000.

［15］陈孝平，陈汉 .肝胆外科学［M］.北京：人民卫生出版社，2005.